乳房那点事儿

Ru Fang Na Dian Shi Er

歌小言　著

江苏凤凰科学技术出版社

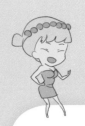

前言
FOREWORD

乳房的一生是美丽的一生，乳房的一生是有价值的一生。

对于乳房的认识和赞美，从古至今都没有间断过。《诗经·泽陂》里写："有美一人，硕大且卷……有美一人，硕大且俨。"大概的意思就是："美人的乳房啊，圆润挺拔又紧致！"在西方，从石器时代的乳房崇拜，到文艺复兴与十八世纪的两性艺术，关于乳房丰富的神话、艺术品与故事从未间断过，它甚至成为过法国大革命时期自由与新共和的象征。

为什么作为胸上的两个"脂肪球"——乳房却会受到如此恒久的关注？乳房的存在到底意义何在？为什么只有女人的"双峰"自青春期始，就始终保持着"昂首挺胸"的状态？作为两性区别的重要特征，它在人类世界中又成为女性曲线美的象征，乳房保健变得不仅关乎自身健康，也关乎美丽与自信，然而关于"丰乳"的谣言层出不穷，真正可靠的"美乳之道"究竟何在？身为生命的哺育者，它同时也可以成为生命的摧毁者，防不胜防的乳房疾患，有哪些方法可以帮助我们做好预防和治疗呢？

哦，天哪！乳房这些事儿，自带大大小小的问号，如玉珠一样在眼前蹦蹦跳跳，该是找一个玉盘把它们收纳归集，摆放精美，一颗颗琢磨通透，把问号揉捏成句号，串一串，串一个同心圆，为乳房的美丽锦上添花才是。

所以，身为一名宣誓过希波克拉底誓言的大龄单身女青年，怀着小小的私心和大大的爱心，便决定尽己所力，撺掇出这么一本科普乳房知识的漫画书。书里除了会用诙谐幽默的语言，搭配漫画，解答上面提到的一系列疑问，为女生们呵护乳房献计献策，还会非常公平地帮助男生们关爱乳腺。因为，并不是只有女性才有乳腺哦。男人的乳房，同样也有被恩宠的需要。正在阅读这本书的美丽的你，记得抓住机会关心你的另一半，单身贵族也没关系，在未来遇到另一半的时候，你又多了个和他（或她）沟通交流的话题呢。

科普应当是一件好玩的事儿。乳房的那些事儿，其实趣味多多。不信？翻开这本书，你就会知道我是一个多么真诚的人。

目录
CONTENTS

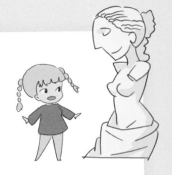

PART 1 与胸有关的数字
Yu Xiong You Guan De Shu Zi

PART 2 乳房的真相
Ru Fang De Zhen Xiang

PART 3 乳房什么样儿？
Ru Fang Shen Me Yang Er

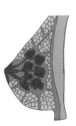

目录
CONTENTS

PART 4 胸罩，乳房的小外衣
Xiong Zhao Ru Fang De Xiao Wai Yi

目录
CONTENTS

PART 5 乳房的一生
Ru Fang De Yi Sheng

目录
CONTENTS

目录
CONTENTS

PART **1**

与胸有关的数字

You

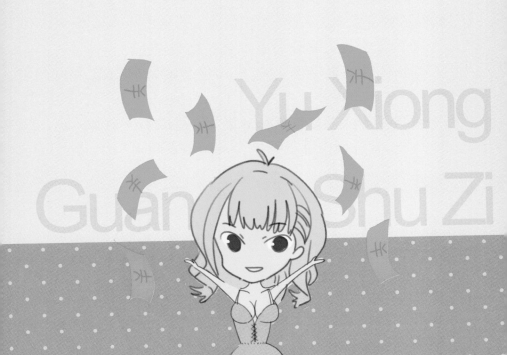

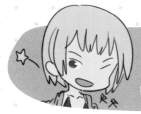

与胸有关的数字

《诗经·泽陂》里写："有美一人，硕大且卷。……有美一人，硕大且俨。"你以为它是在赞美女子的头发或者臀部吗？哦，不！它赞美的是女性的胸部，就是乳房。

看起来，古人早就对女性的乳房表现出特别的关注了，并且绵延数千年，如此推崇美胸的热情虽有起伏，却从未消退。

作为拥有被关注史如此长久的女性胸部，它神秘的面纱下，究竟掩盖着怎样不为人知的真相呢？

1

乳房的平均重量是500克左右（单侧），而它其中填充的脂肪量占了身体总脂肪量的4%~5%。

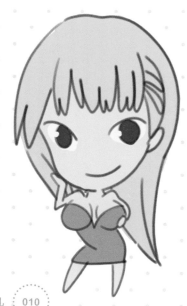

2

与阴茎相似，性唤起时乳房也会胀大，乳头会变得坚挺，长度会比平时增加0.5~1.0厘米（相当于5个新版1角硬币摞起来），而基底部直径会增加0.25~0.5厘米。

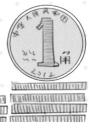

3

在美国，2010年女性的平均罩杯是36C，而在15年前，是34B。在澳大利亚和新西兰，高达40%的女性购买的胸罩罩杯在D或以上。包括中国和日本在内的亚洲、非洲诸多国家，女性平均罩杯仅为A。英国女性以34E的平均罩杯，夺下了全球罩杯尺寸之冠。

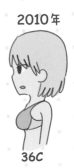

2010年

36C

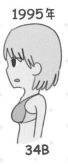

1995年

34B

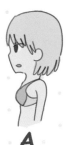

A

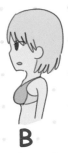

B

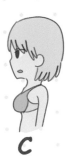

C

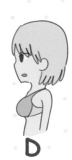

D

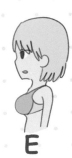

E

4

2008年，美国有307230人做了隆乳手术，位列美容类手术第1名，紧随其后的是279000例鼻子整形手术和245000例抽脂手术。但目前为止，中国实施过隆乳手术的人数仍然稳居世界第1。

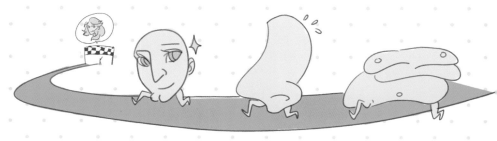

5

胸部平均手术花费约为3700美元，合人民币约43430元。这还不包括治疗隆乳引起的种种健康问题（如植入物破损）所带来的手术费用。

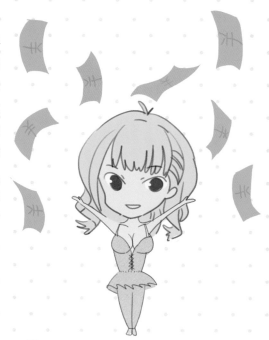

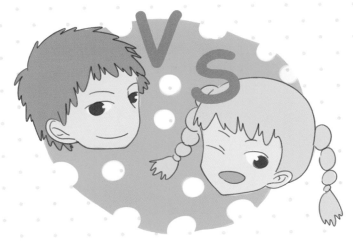

6

依然是2008年，美国有20967名女性摘除了乳房的植入物。同时，有17902名男性也做了缩小乳房的手术。

7

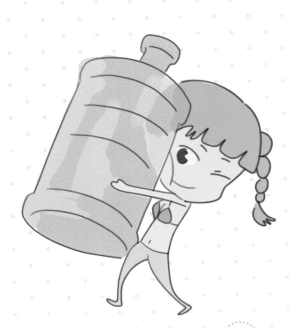

世界上隆乳隆得最厉害的女性名叫赫尔希，她的罩杯大小是38KKK。折合135厘米的上胸围，85厘米的下胸围。她的胸部植入了10升填充物，而10升相当于普通饮水机用的水桶容量的一半还多。

8

早在公元前7世纪，就出现了类似胸罩的服饰，不过直到20世纪30年代，胸罩才开始大规模生产。如今，全世界消费者每年会花98.9亿元在胸罩上。

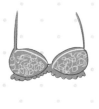   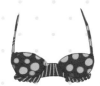

  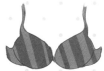 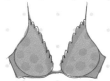

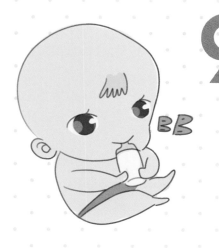

9

有5%的新生儿会在出生后2个月内分泌乳汁，这被称为新生儿乳，不论男女都可能发生。

10

根据美国曼托公司在中国8个城市对数
千人的随机调查显示：20~50岁的成年女性
中，74％的人对自己的乳房状态不满意，
59%的人存在乳房扁平、乳房下垂、乳腺组
织萎缩、乳房松弛、乳房畸形或乳晕过大等
问题，15%的人患有乳房疾病。

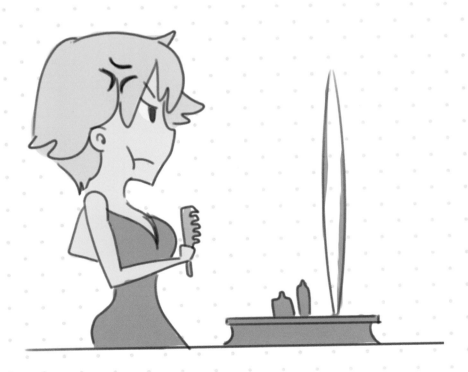

PART 2

乳房的真相

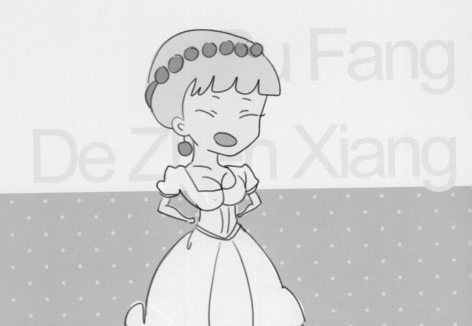

乳房的真相

你喜欢吸烟，可是吸烟可能会导致乳房下垂，因为香烟中含有能降低皮肤弹性的物质。

你以为男性都喜欢大的乳房，可是中世纪的时候，大尺寸的乳房并不那么受欢迎，倒是小巧平坦的乳房比较受青睐。

关于乳房，你知道的也许并不是真相，虽然说"女人心，海底针"，结果如何基本靠猜，但女性的乳房，其实没有那么难以捉摸，只要你有一颗积极求学的心。

第一节

黄金三角点与黄金法则

环肥燕瘦，时代不同，对美的标准也不同。但不管怎么样，还是有一个标准的。那么，作为进入艺术文明时代的人类，对于乳房的理想概念又是怎样的呢？

数学上有一种比例关系叫黄金分割，始于古希腊数学家欧多克索斯。其实乳房也有一个这样的比例，始于……希腊女神维纳斯。当然这并不是维纳斯提出的，只是因为她的身材备受古往今来的诗人、画家们的赞赏推崇，所以被公认为是最完美的形象。

根据维纳斯的乳房比例来看，就会发现她的乳房曲线是下面这样的。

正面：等边三角形，也就是俗称的"黄金三角点"了（三点：左乳头+右乳头+锁骨中间的凹陷）

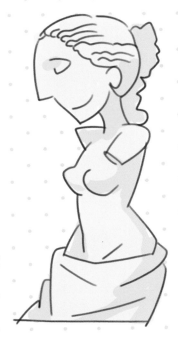

侧面：乳头的位置正好位于上臂的1/2处（由手臂侧面测量获得）

如果你的比例是这样的话，那表示你的乳房比例完美，高挺耸立，与维纳斯在伯仲之间。

当然，想成为女神级别的人物，除了乳房拥有黄金比例，还要有一些其他条件的，诸如：

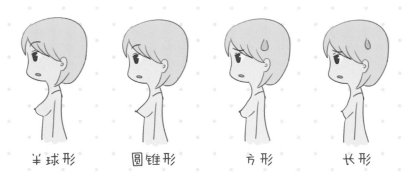

半球形　　　圆锥形　　　方形　　　长形

A 形状要是半球形或者圆锥形的，如果是方形或者长形的肯定不对，必须拥有圆润弧线，丰满、匀称、手感柔韧。

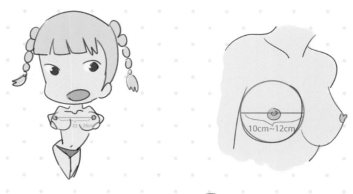

B 两乳头之间距离：22～26厘米。

C 乳房基底面直径：10～12厘米。

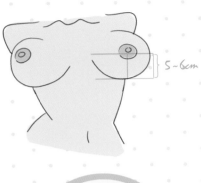

D 乳轴（从基底面到乳头的高度）：5～6厘米。

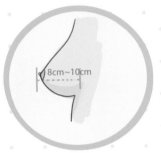

E 乳房厚度：8～10厘米。

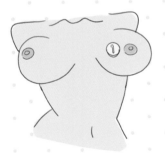

F 乳晕≤1元硬币大小，色泽红润粉嫩。

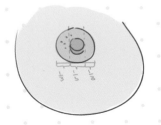

G 乳头直径=1/3乳晕直径，并且是向外凸，不是向内凹的。

身材的自测（方式一）

胸围／身高	判断结果
≤0.49	胸围太小
0.5~0.53	胸围正常
0.53~0.6	胸围美观
＞0.6	胸围太大

★举个例子：小红身高160厘米，胸围83厘米。

按照"标准胸围=身高（厘米）×0.53"计算，小红的标准胸围应该为160×0.53=84.8厘米，而小红的实际胸围是83厘米。可见，她的胸围偏小了。

身材的自测（方式二）

Step1 （上胸围+下胸围）÷2=X（厘米）

Step2 中胸围-X=Y（厘米）

Step3 Y÷身高（米）=Z

Z值的正常范围：4.5~5.5

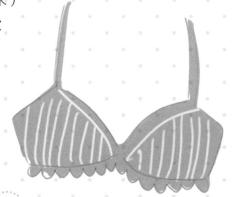

上下胸围图示

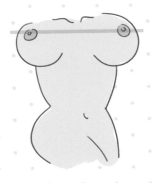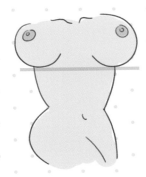

*上胸围：乳房上面那分，乳房的起点
*中胸围：乳头水平位置的1周
*下胸围：乳房下面部分的1周

你计算出的结果	乳房发育指数
0~3.5	乳房发育不足
3.5~4.5	乳房偏小
4.5~5.5	乳房正常
5.5~6.7	乳房稍微偏大
6.7~无上限	乳房过度发育

★ 举个例子：小红身高170厘米，3个胸围分别是85厘米（上）、86厘米（中）和74厘米（下）。

[86-(85+74)/2]/1.70=3.82

查表可知，她的乳房偏小啦。

当然，科技在不断进步，从20世纪初的石蜡注射，到假体填充、脂肪移植……想要拥有美观胸围的方法越来越多，不过想要美得安全又健康，还是要靠自己啊。

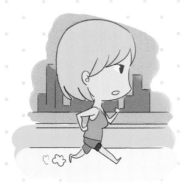

既然有黄金比例做目标，我们也有黄金法则做方法：

① 保持背部挺直。

② 穿合适的胸罩。

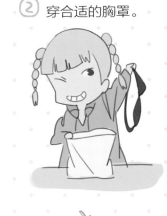

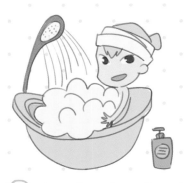

③ 淋浴时用冷水冲洗乳房。

④ 涂保湿乳霜。

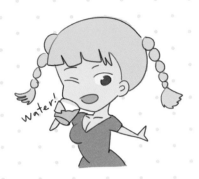

⑤ 多喝水，从内部保湿。

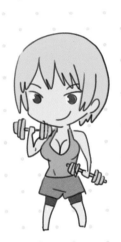

⑥ 做一些锻炼胸部
和背部的运动。

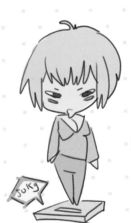

⑦ 保持体重。

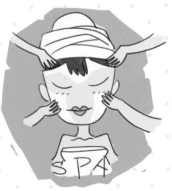

⑧ 偶尔做一些专业的美
容护理疗养。

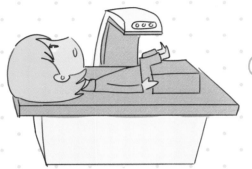

⑨ 定期做身体检查。

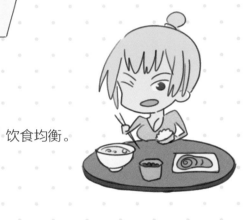

⑩ 饮食均衡。

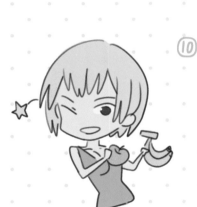

⑪ 多吃水果、蔬菜和
高纤维食品。

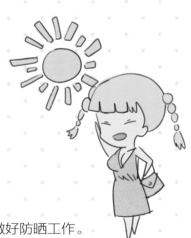

⑫ 做好防晒工作。

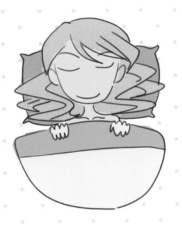

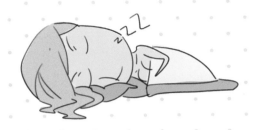

⑬ 睡觉时不要压着胸部。

⑭ 扩胸挺胸。

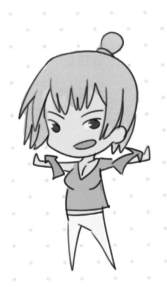

　　坚持进行锻炼和保健，你的乳房就能长久保持坚挺不下垂，省下来的手术费，可以用来出国旅游、享受美食，或者兑成现金枕着睡觉。

乳房的文化

在中国，从《诗经》开始就有关于乳房的记载了，可以想象，世界上其他国家对此一定也早有关注，并且事实上也是这样的。

古希腊

5000多年前，乳房被认为是创造、自然和孕育之母的象征。他们的雕像女神都拥有突出的乳房和较宽的胯部。

古埃及

女神Isis司农业及受胎，她怀抱少年太阳神Horus，是天主教怀抱小孩的鼻祖。

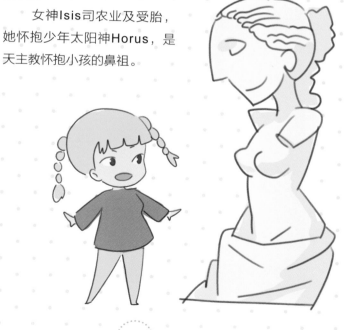

C

印第安

少女们喜欢在乳房上描绘彩图，认为那样看起来更美。

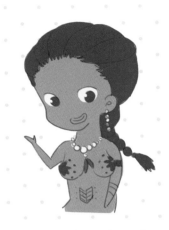

D

古代欧洲

人们认为隆乳细腰是女性美的特征，袒胸露乳的服装曾盛极一时，健美的双乳是社交场合上显耀的资本。

E

20世纪70年代的美国

巨乳是性感的标志，到处都充满了色情和诱惑，对于美国的很多军人来说，性方面的吸引是帮助他们度过困难的动力。

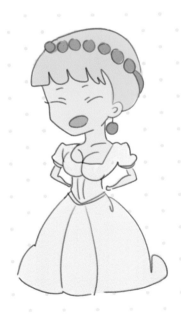

除了因为待的地方不同导致人们对乳房审美的差异，所处的时代不同也让人们对乳房好不好看有不同的意见。

1. 远古时期

作为母性象征的乳房，被崇拜它的人们雕刻在作品中，丰满得有些夸张。不过那时候的崇拜是质朴的，乳房被视为人类生长的原动力和人类生命力的象征。

2. 中世纪末期

乳房渐渐与情色联系在一起，文艺复兴让女性乳房再一次受到重视，并赋予强烈的性欲主义观点。

3. 20世纪20年代

"爵士乐时代"的姑娘，不再崇尚发达丰腴的胸部，平胸才是她们追求的时尚。

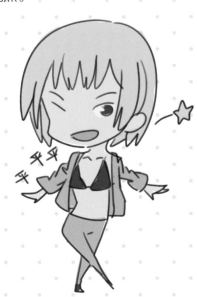

4. 20世纪50年代

好莱坞女星玛丽莲·梦露再次掀起高胸脯的热潮，美国人设计出锥状胸罩，以衬托强调乳房的尖突感。

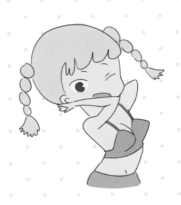

5. 20世纪60年代

大家纷纷开始不戴胸罩了，或者只戴若隐若无的胸罩。

6. 20世纪70年代

女性着装开始变得男性化。

在中国也是如此，女性的服装无论是色调还是样式，都开始有了一种"雌雄莫辨"的视觉效果，大胸也被包裹起来变成小胸。

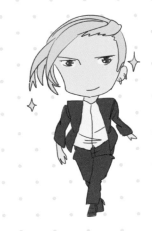

7. 21世纪

回归自然、回归真实变成时尚真谛。

所谓萝卜青菜各有所爱，有人在隆乳，有人在缩胸，但无论选择如何，女性呵护自己的乳房，最重要的不再是取悦他人，而是满足自己对美的追求。

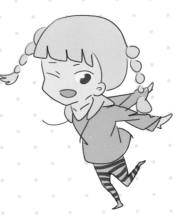

大胸围有大智慧？

从前人们总说女子"胸大无脑"，本着科学求真的态度来讲，这当然是没有道理的，并且已经遭到了新时代女性和睿智男性的一致批判。

不过最近，又有一个新的理论出现了：胸大有脑。

就是说女性的胸部越丰满，她就越聪明。英文的说法是：Breast cup size intelligence。这样一来，丰乳似乎变成关乎"民族振兴"的大事了，但它是真的吗？

科学作家马丁·洛宾斯（Martin Robbins）对这一说法追根溯源，最后发现关于"胸大有脑"的报道查不到任何可靠出处，提出它的研究者也并没有除此以外的其他研究成果。既然没有这个研究源头，那么这个研究成果也就肯定不会存在。

马丁·洛宾斯经过反复核对，最终发现这个流言的最早出处是2003年11月出版的《世界新闻周刊》（*Weekly World News*）。但它不过是美国的一份超市小报，其内容普遍被人们认为都是编造的，它还曾经报道过萨达姆和本·拉登结婚的消息。

其实智力这种东西，是很难测量的。即使是智商测验，在学术界也颇有争议，所谓尺有所短、寸有所长，想要用统一的标准去衡量，可不是容易的事。既然都不能用一个简单的数字来描述人类的智力水平，当然也就更难对不同人群智力水平的高低进行比较了。

所以说，胸大固然会满足一部分人的审美需求，但它和聪明不聪明，其实没有什么关系。

乳房不对称是病吗?

女性乳房,往大了说它哺育了人类文明,往小了说它关乎每个女性的美丽与健康。虽然大小高低各有所好,但双侧对称却是公认的审美标准。

乳房不对称,就和脸长歪了一样,真是一件让人沮丧的事情。不过好消息是:就像世界上没有两片一模一样的叶子,身体绝对的对称也是不存在的,无论是脸部、四肢,还是乳房。

对于这种情况,纠结细节是没有必要的啦。只有大约10%的女性,乳房存在肉眼可见的明显不对称。

1. 这是为什么呢?

造成乳房不对称的元凶:乳腺组织(构成乳房的结构之一)、胸大肌、肋骨或其他胸部组织有后天疾病、外伤等。

像乳腺组织的话,如果对激素的敏感性存在差异,就会使乳房生长发育或是哺乳后的缩小快慢不同,从而造成不对称。

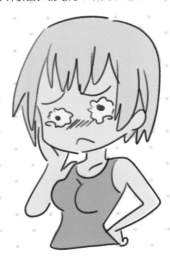

女性的乳房一般从10岁左右开始发育，但有些人的乳房会出现一侧发育早于另一侧的情况，从而使乳房看起来一大一小。其实，这都是激素在捣乱。对体内雌激素、孕激素更敏感的一侧乳房会发育得比较早、比较快。但这种情况会在接下来的生长发育过程中逐渐得到改善，最终使两侧乳房的大小不至于相差太远。

如果只是乳房大小稍有不同，或外形稍有不对称，多数情况下都是正常的，是一种先天性的乳房不对称。

如果两侧乳房大小相差格外悬殊，或者一侧忽然变得肿大，那么就应该及时就诊，这很可能预示着某些乳腺疾病。

如果怀孕后才发现你的乳房一大一小，那么很有可能是怀孕期间体内的雌激素和孕激素分泌增加，使得乳房变大，导致差异比较明显。另外，有些妈妈在给宝宝喂奶时，姿势和方式不正确，经常用一侧乳房给宝宝喂奶，在断奶后，这一侧乳房组织就会萎缩得比较严重，结果导致两侧乳房不对称。

2. 一大一小会怎样？

基本上乳房不对称的影响可以概括成心理影响和生理影响两大类。

（1）心理影响

乳房都不对称，根本不敢参加社交活动，没脸见人。长此以往，自卑、抑郁，甚至可能出现心理性性功能障碍。

（2）生理影响

根据临床流行病学研究，明显的乳房不对称会增加患乳腺癌的风险。

3. 怎么办才好?

（1）轻度不对称（两侧乳房体积差≤30%）

只要使用胸罩就好了，给小的那边多垫一些垫子。

（2）严重不对称（两侧乳房体积差＞30%）

只好手术治疗了，可以选择的方法有自体脂肪颗粒注射、假体填充、肥大侧矫正等。

另外，多加强较小一侧乳房的肌肉锻炼，平时有意识地多用这一侧的手提、捧重物，可以在一定程度上健壮胸肌，增大乳房。

也可以用另一侧手轻压较小一侧的乳房，循着顺时针方向按摩，每天进行3次，每次按摩30下，也能起到增大乳房的作用。当身体发育成熟、身材定型后，如果两侧乳房一大一小异常悬殊，采用上述自我矫正的方法仍然无效时，也可以考虑手术矫正。

临床上乳房不对称的类型有：

类型	表现
Ⅰ型	双侧不对称性乳房肥大
Ⅱ型	一侧乳房肥大，另一侧发育正常
Ⅲ型	一侧乳房肥大，另一侧发育不良
Ⅳ型	双侧不对称性乳房下垂
Ⅴ型	双侧乳房不对称性发育不良
Ⅵ型	一侧乳房发育不良，另一侧发育正常
Ⅶ型	一侧乳房不发育，另一侧发育正常、发育不良或肥大下垂

PART 3

乳房什么样儿？

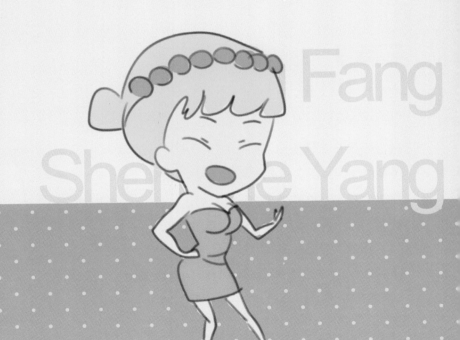

乳房什么样儿？

　　想要爱上一个人，光是喜欢她的外貌必然是不够的，还要了解她的心；同理可推，想要呵护好乳房，光是知道它的外观也是不够的，还要了解它的内部构造。这样才能爱得有理有据，爱得无可厚非。

第一节

从里到外看乳房

　　乳房这种东西，当然不是只有女性才有，男性也有，只是多数情况下不长大而已。而不论是男性还是女性的胸部，其内部构造都是一样的。

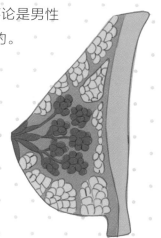

❶ 像葡萄串一样的外部分泌腺体。

❷ 15~20个像雏菊花瓣一样分布的，叫"腺叶"的结缔组织。

❸ 存在腺叶里的还有腺小叶，腺小叶里还有腺泡。

❹ 脂肪组织。

❺ 血管和淋巴管。

另外，肌肉组织在乳房里是稀有资源，虽然皮肤组织对固定乳房也有一定的辅助作用，但它们的高耸主要依靠的其实只是几条固定在胸肌上的，叫悬韧带的结构，可见保持悬韧带的弹性是多么重要。

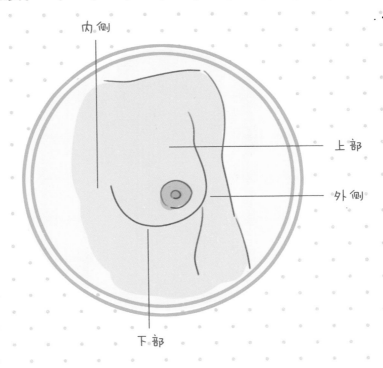

内侧

上部

外侧

下部

乳腺的界限
上部：从乳房上的褶皱开始
下部：从乳房下的褶皱开始
内侧：从胸骨的凹陷部分开始
外侧：从各自乳房开始凸出的地方算起，
该界限是最难精确划分的

乳房的外部又是怎样的呢？

　　普遍来说，它们都类似圆锥形。颜色和巧克力类似的部分是乳晕，中间凸起的是乳头，周围还有一些稍微隆起的微型腺体，叫"蒙哥马利氏结节"，这些小结节，不妨把它们想象成是乳头的迷你版、微缩图。

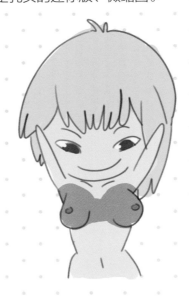

对于成年女性来说，乳房的范围一般是这样的：

❶ 内起胸骨旁，外到腋窝前线，或者中线。

❷ 上起第2肋，下达第6肋。

❸ 内侧2/3位于胸大肌表面。

❹ 外侧1/3超过胸大肌在腋窝的边缘，位于一块叫前锯肌的肌肉表面。

❺ 乳头一般位于第4肋或第5肋间隙与锁骨中线的交界处。

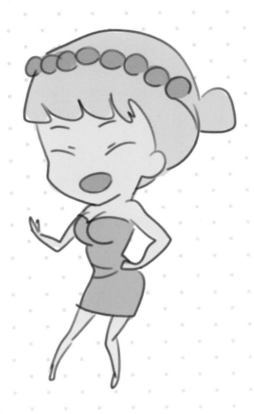

　　我们所说的"S"形曲线，就是由这一对半球形突出的乳房，以及女性的细腰、细腿和肥臀共同构成的。它们保证了女性总能长久地吸引男性的注意力。这也是为什么几乎所有哺乳动物的乳房，都只在需要哺乳时才隆起，只有人类女性的乳房是常年隆起的。

你是哪种胸形?

　　花有千娇百媚,人有风情万种。这风情可不只和脖子上的脸有关,它和你的乳房长什么样儿,也是息息相关的。没错,就和人脸的长相有不同一样,乳房的模样也各有千秋。

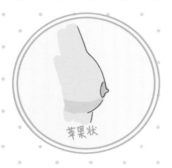

苹果状

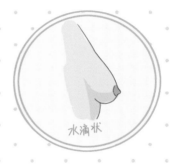

水滴状

苹果状: 比较圆润平坦, 紧贴着胸部肌肉延伸

水滴状: 上部比较平, 而下部比较圆润

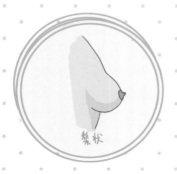

梨状

梨状: 比较长, 而且下半球体积增大。梨状的乳房非常漂亮, 但是其持续时间短

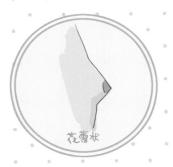

花蕾状：比较小，像小女孩的乳房一样

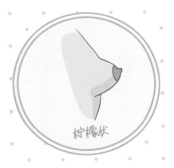

柠檬状：丰满，而且凸出

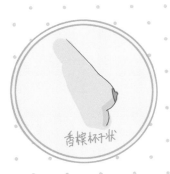

香槟杯子状：小而圆

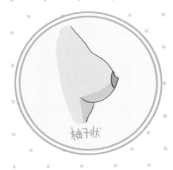

柚子状：非常宽大饱满，很有吸引力

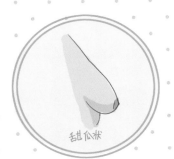

甜瓜状：很大，而且随着重力作用会有不同程度的下坠

第三节

乳房是如何长大的？

像前面说过的那样，在几乎所有的哺乳动物中，只有人类的乳房是如此特立独行，从青春期开始就始终保持"昂首抬头"的姿态，无论它需不需要进行哺乳工作。

事实上，人类乳房的丰满非但与哺乳无关，甚至是不利于哺乳工作的，因为它里面填充的主要成分不过是许多没什么用的脂肪，这些没用的脂肪还会给婴儿吸吮乳汁增加难度。所以，这种在多数时候"徒有其表"的器官，究竟是如何长成的呢？

话说我们有一小块叫下丘脑的区域和脑垂体、性腺（女孩的话，性腺就是卵巢）是相互影响、相互作用的，童年的时候它们分泌的激素是很少的。但当童年快要结束的时候，下丘脑和性腺会渐渐变得不再那么克制，也开始分泌更多的激素，而激素，尤其是雌激素，就是塑造体型的好东西。它的增多，不仅会使乳房开始长大，还会让你开始长毛——阴部和腋下的毛，并且还会让你来月经，就是俗称的"大姨妈"。

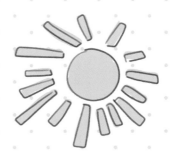

乳房的发育

　　大约从12岁开始，乳头挺起→乳晕颜色变深并长出小疙瘩（蒙哥马利氏结节）→乳头下出现隐约的盘状物→乳房整体凸起，乳圈扩大→乳房变成半圆形，并且挺拔起来。

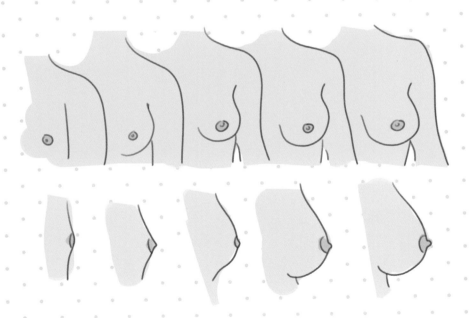

男性也有傲人双峰

理想中的男性是什么样儿的呢?

他应该有宽厚的肩膀、健美的肌肉、挺拔的身材,最好头不要太大……还要有一副可以依靠的胸膛。当然,那应该是一副紧实而有力量的胸膛,而不是松弛下垂的两坨肉。

不要以为只有女性的乳房有机会发育,男性的乳房,其实也是终其一生都在等待发育的机会呢。只不过多数时候,它们都没能等到这个机会,然而一旦男性不安分的乳腺因为种种原因从休眠中醒来,不论你是婴儿、幼儿、青少年还是老年人,都有可能"一不小心"长出一对大"咪咪"。

遗憾的是,以常识而论,没有男性会认为这样的一个乳房能增加自己的男性魅力,女性对此表示赞同。

一个男性如果长出一对和女性都不相伯仲的乳房,可能性如下。

Answer 1 肉太多

是的,有时候原因就是这么简单!

肉这种东西,浑身上下都可以长,乳房当然也能长。你吃得太多,运动太少,或者你得了什么影响内分泌的疾病导致过度肥胖,就像女性乳房里填充的大部分物质正是没什么用的脂肪一样,男人也是如此,于是变胖的你,乳房就会像气球一样被脂肪"吹"起来,让你和地心引力更加密不可分。

Answer 2 你内分泌失调了

乳房为什么会长大？因为有激素对它们的生长发育进行调节。

女性的乳房是这样，男性的也是这样。凡是会引发体内性激素失调的疾病都有可能让男性也长出大"咪咪"，比如睾丸炎症及损伤造成的雄激素分泌减少，肾上腺病变造成的雌激素或雌激素前体物质分泌增多……

还有一种叫做异位人绒毛膜促性腺激素综合征（ectopic HCG syndrome）的疾病，它由肿瘤引起，在女性身上一般不会表现出什么，却能让男性体内的雌激素增加，并让他们的乳房发育起来。

Answer 3 你吃错药了

不，不是骂人。如果真的吃错药，导致身体摄入外源激素，男人的乳房是会长大的。

比如，不征询医生的意见随便吃调节激素类药物，或者把雌激素混到洗发水里治疗脱发……都会让身体摄入不该过多摄入的激素，让"咪咪""胖"起来。

男性同胞们也不要太担心，相信科学技术，大起来的乳房也有办法小下去的。比如肥胖这种，六字箴言就是——管住嘴，迈开腿！

如果是乳腺增生，或者急于甩掉那两个"气球"，可以请外科整形医生为你做缩胸手术。一般在术后两至三周，你的胸就会"偃旗息鼓"啦。

PART 4

乳房的小外衣 胸罩，

Ru Fang

Xiong Zhao,
De X   Wai Yi

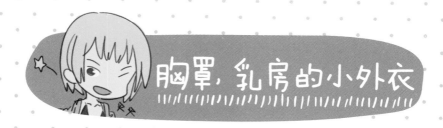

胸罩，乳房的小外衣

我们现在所说的胸罩，通常指的是西方束身衣的改良进化版。那是在19世纪中叶，有一天，一位名叫玛丽·菲尔普斯·雅各布的女性在舞会上跳舞跳热了，由于无法忍受汗水沾在束身衣上的感觉，她随手将一些餐巾纸放进了束身衣内以吸收汗水，在场女性看了都觉得好，于是开始竞相效仿，受到启发的玛丽回到家便画了一张图纸，这张图纸就是"胸罩"的雏形图纸。从此，"胸罩"就登上了女性的生活舞台。

第一节

小胸罩，大学问

我们说：处对象如人饮水，冷暖自知。其实穿胸罩也是一样。

一般来说，一个标准的胸罩是这样的：两个托起乳房的软杯(cups)+环绕周身固定软杯的带子+卡扣。

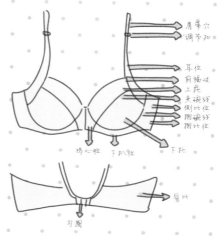

带子（band）是主要负责承载乳房重量的部分，肩带让肩部和上背部区域的受力分配更合理，当然没有它们也可以。

你的乳房被套在胸罩里，舒不舒服也只有自己知道。当然了，谁都希望它们能舒适又美观，决不希望走两步，自己的乳房就在胸罩里抖一抖，或者被紧绷的带子勒得青筋外凸，而胸罩的作用也的确应该是舒适又美观的。它应当能让你的乳房保持在适当位置，防止过度摇晃导致乳房组织受损。

Tips 看看你的胸罩适合你的乳房吗?

Step1

动一动，向前倾，观察乳房是否有移动，有的话，这个胸罩就不适合你。

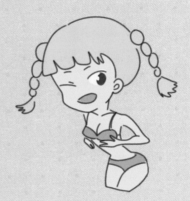

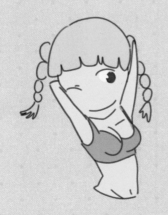

Step2

双手向上伸，检查卡扣是否还在原来的位置，不在的话，这个胸罩就是不适合你了。

第二节

成败皆胸罩

　　胸罩是女性日常生活的好伙伴，当你还是一个少女的时候，胸罩帮助你发育的乳房塑形，当你长大成人后，胸罩继续帮助你成熟的乳房塑形。

　　而且，它可不仅仅是让你的乳房看起来更好看而已。在乳房发育成熟后，如果不及时佩戴胸罩，就可能导致乳腺组织受力不均匀，妨碍乳腺内正常的血液流通，让你日后无法正常哺乳，甚至可能患上各种乳房疾病。如果你酷爱运动，不戴胸罩的话，乳房还容易在运动中受伤。

　　这样说起来，胸罩真是居家旅行必备之物，所以是不是应该24个小时佩戴胸罩，不要摘下来呢？绝对不是的！

　　临床研究表示，长时间佩戴胸罩会严重影响部分乳腺的淋巴液的正常流通，导致乳腺增生等问题。

　　明智科学的选择是：每天佩戴胸罩≤8个小时。以及，如果你的胸罩让你感到不合身，或者出现皮肤磨损、皮肤过敏、刺痒感、身体局部疼痛、粘黏皮肤等情况时，请不要犹豫，无论这个胸罩有多贵，请立刻抛弃它，因为它并不适合你。

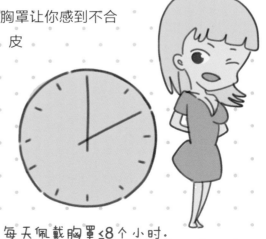

每天佩戴胸罩≤8个小时。

选对你的绝世好Bra

胸罩到底是健康杀手，还是爱人温柔的手，就看你的选择是否正确。就像不同的爱好成就不同的特长，不同的性格拥有不同的爱情，不同的乳房也有自己不同的胸罩。

所以，首先你要知道自己乳房的尺寸。你已经知道上、中、下胸围是怎么回事了，现在是时候把它们运用到实践中来了。

1. 胸围对照表

中下胸围差（厘米） ＼ 下胸围（厘米）	67以下	68~73	74~79	80~85	86~91	92~97
10 以下	30A (65A)	32A (70A)	34A (75A)	36A (80A)	38A (85A)	40A (90A)
11~13	30B (65B)	32B (70B)	34B (75B)	36B (80B)	38B (85B)	40B (90B)
14~16	30C (65C)	32C (70C)	34C (75C)	36C (80C)	38C (85C)	40C (90C)
17~19	30D (65D)	32D (70D)	34D (75D)	36D (80D)	38D (85D)	40D (90D)
20~22	30E (65E)	32E (70E)	34E (75E)	36E (80E)	38E (85E)	40E (90E)
23~25	30F (65F)	32F (70F)	34F (75F)	36F (80F)	38F (85F)	40F (90F)

注：所谓A、B、C、D、E、F罩杯，对应的乳房大小分别是小、较小、中、较大、大和非常大。bra，英文brassiere的简称，意为胸罩。

★举个例子：如果你的下胸围是87厘米，中胸围是98厘米，那么你的胸罩就是38B罩杯。知道了自己的罩杯以后，就可以为乳房选择它专属的Mr. Right了。

2. 一种乳房，一种胸罩

（1）小乳房

也许你认为小乳房不需要胸罩，别开玩笑了，这怎么可能呢，小乳房也需要胸罩，特别是在你来"大姨妈"的时候，或者做运动的时候。

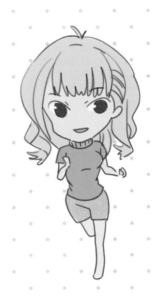

✔ 适合的胸罩

适合乳房形状的，最好是没有钢圈的，因为你的乳房比较小不需要钢圈；而且没有钢圈才会更自然更舒适；3/4罩杯的内衣拥有更好的聚拢效果。

如果想显胸，可以使用内含小垫胸的，或含硅胶的胸罩；那些在罩杯中间系扣子的胸罩也可以集中乳房。

千万不要使用塑胸型胸罩，这只会让人觉得你的胸罩买大了。

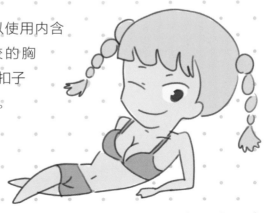

（2）中乳房

可以穿各种各样的胸罩。

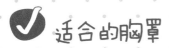

有钢圈的、没钢圈的都可以，但要和你的乳房形状相符。

（3）大乳房

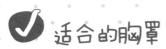

有钢圈的胸罩能更好地稳固你的大乳房；如果不喜欢，还可以选择一些形状好的胸罩，保证穿上后乳房中间形成一个三角形，这样才能让乳房之间的距离保持正常；全罩式的罩杯和钢圈一样，可以帮助你固定爱晃动的它们。

嫌乳房太大的话，有些超市还有瘦胸胸罩可以选择。

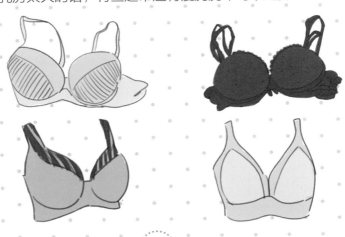

（4）不对称乳房

 适合的胸罩

如果两个乳房差异很明显的话，有两种解决办法：体积不等的，可以去掉较大乳房对应的罩杯里的垫胸；高低不等的，可以调高较低乳房对应的胸罩的肩带。

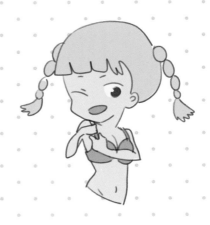

（5）下垂乳房

 适合的胸罩

选择能对乳房下部产生提升力的胸罩，比如有钢圈、肩带或其他硬的组织的胸罩。

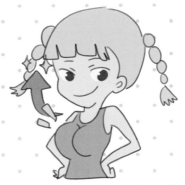

（6）外扩乳房

 适合的胸罩

选择罩杯中间很紧，两边的缝纫是T形的胸罩，这样能聚集乳房；还可以选择加固胸罩或者两边有垫胸的胸罩。

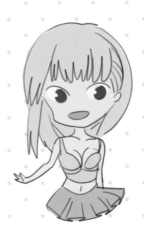

据说2014年男友标准是这样的：身高175~182厘米，体重60~80千克，发型普通，性格温和，不吸烟，少喝酒……

好像走题了？

其实是想说，连选男友这种事都有标准，选胸罩当然更不能大意。

3. 选择胸罩的标准

 尺寸

合适的尺寸，第一，应当不会出现肩背部分拱起、肩带滑落等尴尬现象；第二，肩带和身体之间的弹力应该能允许你的一根手指轻松通过。

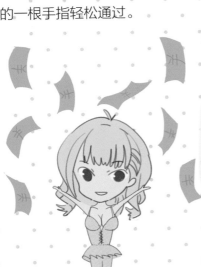

Key2 材质

全棉：透气，但廓形欠佳，且不够舒适。

尼龙、聚酯：支撑度良好，编织图案漂亮。

氨纶、莱卡：作为贴身面料更加舒适。

Point

如果你的胸罩每次洗完颜色都更淡一点，很可能它遭遇的是不安全染料的染色。

Key3 肩带

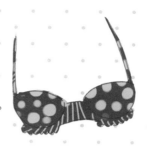

厚肩女子：宜选择宽肩带的胸罩。

斜肩女子：宜选择肩带居中的胸罩。

Key4 穿戴

最好不要连续2天穿着同一个胸罩，因为胸罩的弹性纤维十分脆弱，即使是你身体的体温也会加速它的老化，缩短它的寿命。

Key5 更换

真的不要为了省钱而对已经变形、没有弹性的胸罩弃之不舍，要知道你的身体每3个月就可能发生新的变化，因而可能需要新尺寸和新款式的胸罩。

Key6 多样

"大姨妈"前后时期胸部大小也会发生变化，所以最好给自己准备2种尺码的胸罩。

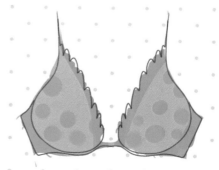

第四节

不正确的Bra习惯

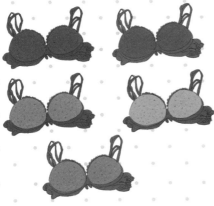

✗ 万年不变的款式。

✗ 无论春夏秋冬、严寒酷暑，一年四季只穿一种材质的bra。

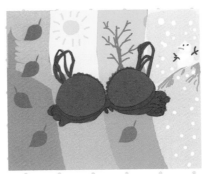

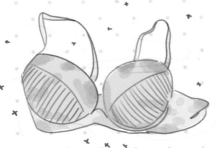

✗ 只有1件bra，连续穿着好几天都不洗。

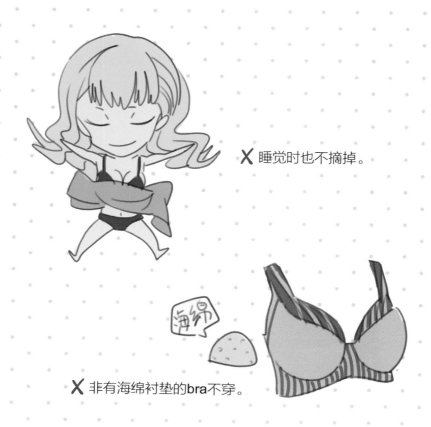

✗ 睡觉时也不摘掉。

✗ 非有海绵衬垫的bra不穿。

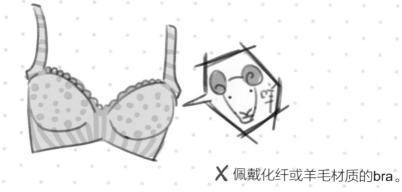

✗ 佩戴化纤或羊毛材质的bra。

Bra好习惯

✓ 宽肩带、细吊带、无吊带、背心式……多种多样的款式交替佩戴，让你身体健康的同时，也能每天美美的。

✓ 夏天选择纯棉布、漂白布或者棉织的，因为它们的吸汗性好；春秋选择透气性好的；冬天选择厚实或衬海绵的，暖和又挺拔。

✓ 给自己准备3~4件胸罩，勤换洗，爱干净。

✓ 睡觉前摘掉胸罩，这样可以避免因乳房持续受裹而多梦，保证呼吸、乳房血液循环和乳腺管的通畅。

✓ 有海绵的胸罩也不宜持久佩戴。海绵中的防老剂和涤纶面料会刺激皮肤（特别是对于过敏体质的女性），或者患上乳头皲裂、乳腺炎等乳房疾病的时候，应果断放弃海绵胸罩才对。

✓ 向化纤和羊毛胸罩说不！这些材质会通过胸罩进入乳头内，堵塞乳腺，引起乳腺炎，或者让你在生完孩子后无法哺乳。

第五节

束胸衣，美到无法呼吸！

话说束胸衣这种东西，最早可以追溯到公元前2500年希腊半岛东南的客里特岛。那时，那里的女子为了彰显玲珑多姿的身材，用布料将胸部以下的躯体紧紧缠绕，束紧胸部。如此一来，被支撑起来的胸部便会高高挺起，以博取人们的目光。

到了16世纪末，整个西方就都有了用布束胸的习惯，它能把女性的S形曲线完美勾勒出来，把腰腹的肉肉挪开，让腰变细、胸变大，不管穿什么都凹凸有致，本来是一种很美好的想法。

可是，这么做明显没有考虑过腰腹部内脏的感受啊。由于过度挤压，内脏变形、错位得乱七八糟，会导致胸腔体积减小、心脏负荷增加、消化吸收受限，甚至导致子宫脱垂、不孕症……

《泰坦尼克号》里露丝被拉紧束胸衣时一脸痛苦的表情，不知道你对此还有没有印象。这还算好的。到了《加勒比海盗1》里，女主角直接因为穿束胸衣导致呼吸不畅而晕厥，甚至还掉下了悬崖。

1. 束胸衣对人体的影响

穿上束胸衣前后正面对比图

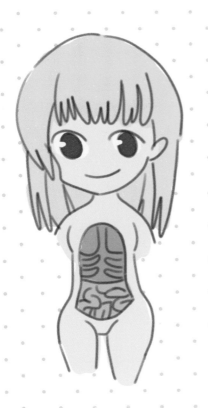 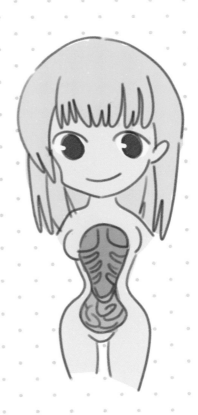

穿上束胸衣前后内脏移位侧面示意图

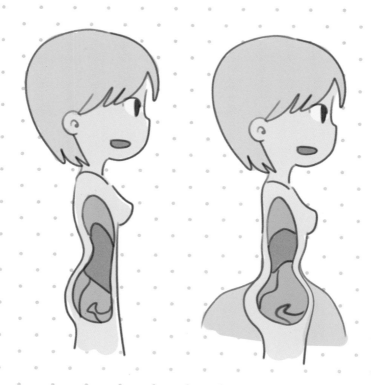

　　你看，腰显然是细了许多，可是腹腔的空间却被挤成了个沙漏形，被顶到上面的脏器还会压到肺部，甚至戳到食管，导致食管裂孔疝。子宫因为被过度挤压，变得难以受孕，肠道也会因为受压导致便秘问题。

即使是现代经过改良的束胸衣，将加小码的腰围设计放宽到小码的标准，对健康的影响也并没有好到哪儿去。

研究表明，腰围被迫缩小约7.6厘米，就能够显著改变女性身体的氧气摄入量，并且给正常工作带来明显的不适。

所以啊，爱美没有错，但我们的口号是"要风度，也要可靠度"。说到底，健康安全才是第一位的。没有健康，何谈美丽呢？

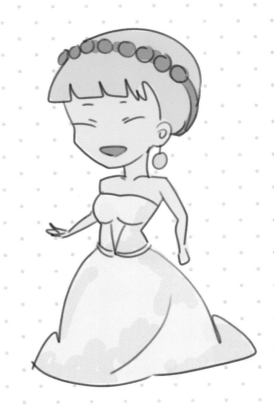

2. 束胸衣的历史变迁

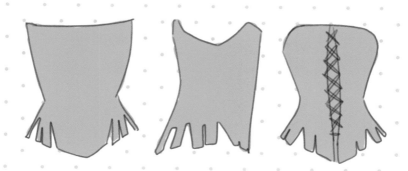

古罗马时期塑胸衣：是束胸衣的原型，多以厚帆布制作，用鲸鱼骨支撑起来，自胸部以下直到大腿部分。

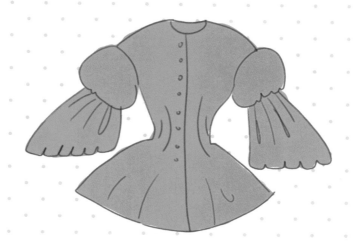

15世纪中晚期 西班牙：开创了以金属条制作的紧身内衣，并流传到周边国家。从而令束胸衣成为时尚服装。

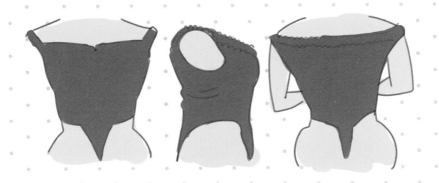

19世纪末期 美国：发明了最早的胸衣(胸罩)，它的出现取代了束胸衣的地位，成为内衣服饰的主流。

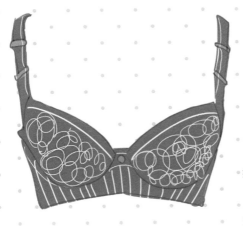

现代：胸衣设计摒弃了古时束身衣的弊端，采用新的束胸原理把危害降低到最小限度。

3. 中国内衣的历史变迁

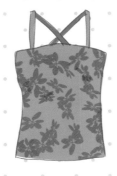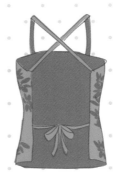

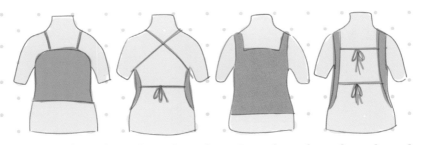

汉朝：心衣

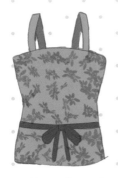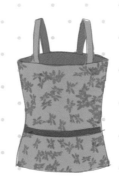

魏晋南北朝：两当

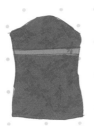 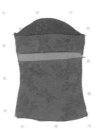 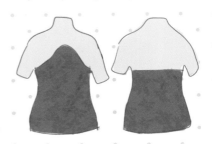

唐朝：衸子

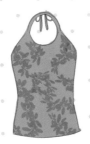 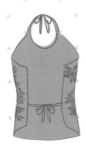 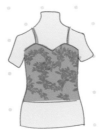 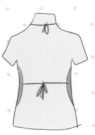

宋朝：抹胸

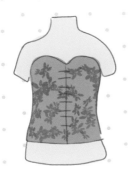 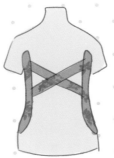

元朝：合欢襟

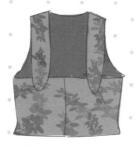 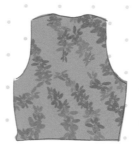

明朝：主腰

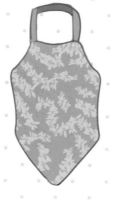 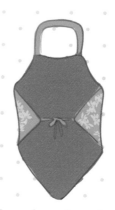

清朝：肚兜

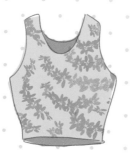 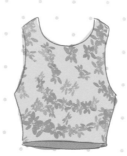

近代：小马甲

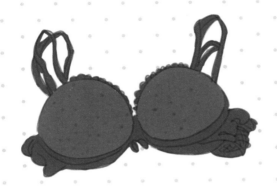

现代：胸罩

胸罩趣闻

　　说起来，胸罩的出现无疑让男性们更有眼福，可是解胸罩这件事，做起来就没那么幸福了。一项民意测验显示，40%的男性发现为他们的女性解开胸罩确实有难度。扣环和肩带让男性们觉得很麻烦。调查显示，男性用双手解开一次胸罩平均要用27秒，这有点难以置信！在试验中，有些男性解开女性的胸罩甚至需要20分钟！

　　甚至曾经有一名男子在为他太太摘掉胸罩时，导致手指严重骨折！据悉，那位不幸的男子接受了3个星期治疗才医好受伤的手指。

第六节

胸罩与大便不得不说的事

前面说到束胸衣由于对腹腔过度挤压，会引起便秘。这不由地会让人想到，如果脱掉胸罩大便，人生会不会活得更畅快？

别说，科学家还真的认真思考了这个看似"醉人"的话题，并且给它起了个标题叫——胸罩对皮肤造成的额外压力会导致日常排泄总量的减少。

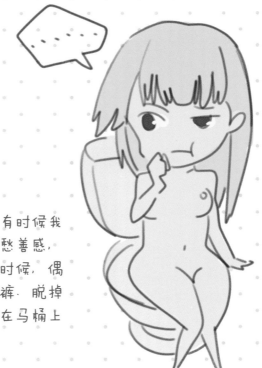

老实说，有时候我们是这样的多愁善感，一个人在家的时候，偶尔选择脱掉内裤，脱掉胸罩，裸体坐在马桶上思考人生。

那种时候，你是不是觉得身心是如此的自由，排泄是如此的轻松，以至于不知不觉间就将"如厕"这一人生乐事发挥到了极致？不要怀疑，这极有可能不是错觉或者什么自我暗示，而是真的。

来自日本奈良女子大学的Yound-Ah Lee，就领导着一个团队专门针对女性佩戴胸罩是否会影响日常排便发起了研究，结果他们通过7名被试者的穿、脱胸罩与排便重量的对比（是的没错，这7个被试者在每次如厕完后都要称量自己大便的重量），最终得出一个结论：不穿胸罩时，人平均每周的排便量要比穿胸罩时多出近50%，可达到30克之多，相当于一条威化巧克力的重量。

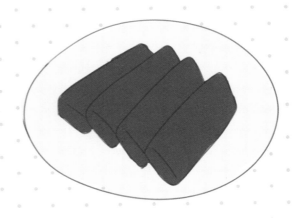

那么，这是为什么呢？

研究者的原文是这样说的："胸罩对皮肤的挤压会对副交感神经兴奋产生一种抑制作用，而肠道的蠕动和消化腺的运动都与副交感神经有关。同时，皮肤受压还会导致唾液淀粉酶浓度下降，进而影响食物消化。另外，胸罩还会影响食物在消化道中的行进速度。"

越是"塑形"效果好的胸罩越不利于排便，更不用说那些变相折磨人的塑形内衣了。所以，如果你想要拥有更高品质的如厕体验，除了脱掉裤子，也要记得脱掉胸罩哦。

穿对衣服，让胸更美！

玲珑曲线的塑造，胸罩的功劳固然功不可没，但要想成为时尚达人，只懂胸罩穿搭当然是不够的。

美，是一种态度，应当体现在生活的方方面面，比如，服装搭配。穿一件松垮垮的睡衣和穿一套紧身晚礼服，效果肯定大相径庭。

按照辩证法的观点来看，胸罩和衣服的关系就是相辅相成、相互促进的：合适的胸罩搭配合适的外套，更加能遮挡身体的不足，凸显动人的一面。

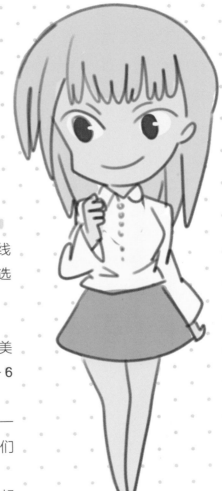

1. 大乳房女性

◎ 只要是适合身体曲线的衣服就可以，不要选太贴身的。

◎ 尖领口显乳房小巧。

◎ 领口不要太低，完美的距离是脖子以下5~6厘米。

◎ 不要因为胸太大就一味遮挡，那只会让它们看起来更大。

◎ 有点垫肩的外套能起到锦上添花的作用。

2. 小乳房女性

◎ 胸部有褶皱花纹或其他装饰物的衣服，能让胸部看起来更丰满。

◎ 和大翻领衣服say no。

◎ 船形或方形领口是合适的选择。

◎ 横条纹的贴身衬衫更能凸显玲珑的身材呢。

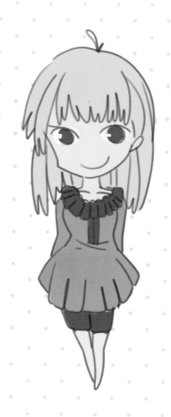

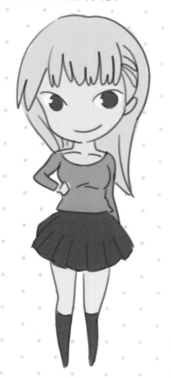

3. 短脖子女性

选择宽领口或者大圆领口的衣服吧！

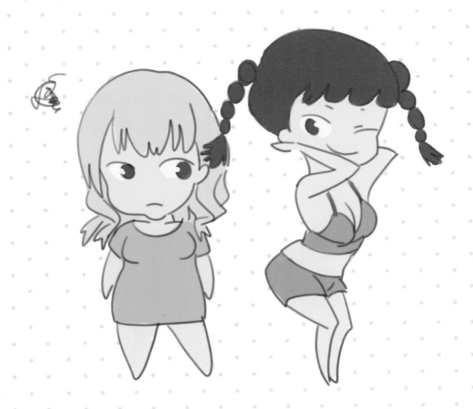

4. 矮胖的"圆妹子"

◎ 想要凸显侧面轮廓，可以选择同种颜色的衣服配饰。

◎ 千万不要穿长度超过臀部的衣服，那样会使你看起来更圆。

5. 壮硕的"女汉子"

◎ 宽大的高领衣服能有效遮盖较大的胸。

◎ 船形的衣领还能很好地修饰浑圆的肩膀，让身材看起来更匀称。

胸上添花，给乳房加配饰

维纳斯虽然拥有完美的胸型，可是她却断了一只胳膊，可见世界上的事情，想要尽善尽美是没有那么容易的。

不过想要扬长避短，倒是容易很多，除了依靠我们安全无副作用的丰乳神器"胸罩"，巧妙地穿衣与选择配饰，也能有效给胸部营造更婀娜多姿的优美曲线。

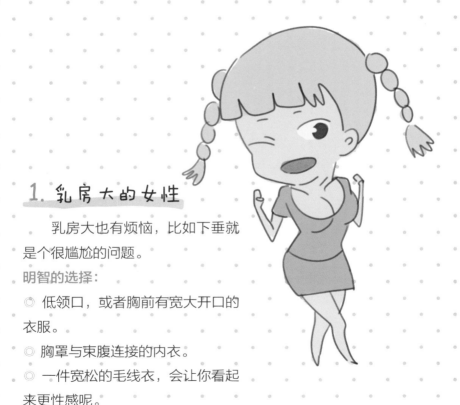

1. 乳房大的女性

乳房大也有烦恼，比如下垂就是个很尴尬的问题。

明智的选择：

◎ 低领口，或者胸前有宽大开口的衣服。

◎ 胸罩与束腹连接的内衣。

◎ 一件宽松的毛线衣，会让你看起来更性感呢。

2. 乳房小的女性

胸罩衬垫厚到洗起来都费力，谁也不想的。

明智的选择：

◎ 使用可以扩大前胸视野范围的装饰——碎褶、花边、蝴蝶结之类的。

◎ V形和方形的衣领，但不要太低。

◎ 中腰裁剪的衣服、双排扣外套、连肩袖。

◎ 细腰带，而不是宽腰带；横条纹和花样图案，而不是直条纹和素雅图案。

◎ 显曲线的修身上衣。

◎ 短丝巾，它能很好地转移目光焦点。

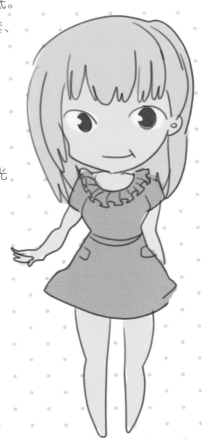

PART 5

乳房的一生

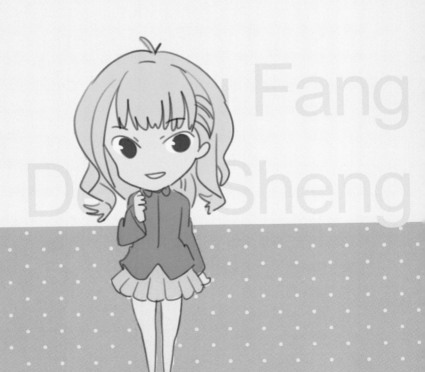

乳房的一生

　　乳房的一生是美丽的一生，乳房的一生是多变的一生，乳房伴随你出生、伴随你成长、伴随你感受爱情、生育和哺乳。

　　它是如此忠贞不渝地陪伴着你，你理应腾出些时间，多看它一眼，多了解它一点，多关怀它一些。如此，才不枉费它的青春，才不会错失它的风韵啊！

第一节

女宝宝的"青春期"

　　话说女儿是妈妈的贴心小棉袄，她们总是香香甜甜的，像一大朵棉花糖一样，特别是如今"每家只生一个娃"的政策下，"富养"的女宝宝可真是无比娇贵的。

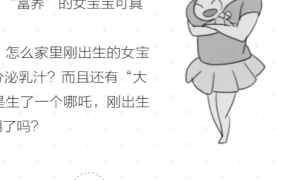

　　可是，等等？怎么家里刚出生的女宝宝，居然好像在分泌乳汁？而且还有"大姨妈"？难道这是生了一个哪吒，刚出生就长大开始青春期了吗？

　　当然不是啊！

其实，女宝宝的"青春期"，都是妈妈的激素"惹的祸"。

在宝宝还是个胎儿的时候，他们是依靠和母亲的血液交换来获取生长动力的，不过血液带来的可不止是营养，还有其他东西，比如妈妈的雌激素。是的，刚出生的女宝宝，体内含有和妈妈一样高水平的雌激素。这么高的雌激素水平，女宝宝有什么办法不产生乳汁或者来"大姨妈"呢？不过大可安心，激素这种东西，就像食物一样，如果一直不补充新的，旧的就会被代谢分解掉。好比你一段时间不吃东西以后，总归会饿的。

出生后的女宝宝，自己制造雌激素的功能还处于休眠状态，而妈妈留给她的雌激素，差不多只需要一个星期时间就能代谢掉。没有了激素的捣乱，女宝宝自然不会再出现"青春期"的假象了。

实际上，女宝宝的"青春期"对于不知情的妈妈们来说或许是个不小的惊吓，但对于内行的医生们来说，却是喜闻乐见的，因为这表明出生的女宝宝是有子宫、有阴道，而且阴道是没有闭锁的。要知道不是每个新生儿都那么幸运、一切正常的，以此为标准判断女宝宝生殖系统是否正常，也算相当方便。

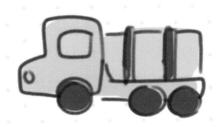

"微小青春期"需警惕：

关于这个词的定义是这样的：刚出生的宝宝，偶尔会有"下丘脑－垂体－性腺轴"轻度失控，性激素水平增高的现象。这可能会使女婴出现乳房发育、阴道流血，男婴出现阴茎勃起、睾丸稍增大等症状。

其实就是上面说的那种情况，宝宝们因为受妈妈体内激素的影响，而产生的"内分泌失调"。

不过，如果这种现象在宝宝4周大以后还出现，那就可能是神经系统病变、肿瘤，或是吃进了奇怪的东西等导致的，需要及时就医，以免延误病情。

第二节

青春期"挺美"

人类这100年来究竟发生了什么变化？

科学家们的研究说：我们长得更高、变得更胖、活得更长，也成熟得越来越早了。想要从不成熟过渡到成熟，必须经过的一个阶段就是：青春期。而女性青春期开始的标志不是别的，正是乳房的发育。在美国，这一发育的平均年龄对于白人、黑人、拉丁裔和亚裔女性来说分别为9.7岁、8.8岁、9.3岁和9.7岁。

当青春期开始的时候，原本婴幼儿时代只是小小的一对乳头，好像樱桃一样，现在就开始慢慢膨胀了，从樱桃变成荔枝，从荔枝变成苹果，从苹果变成榴莲……（我们说的是体积。）

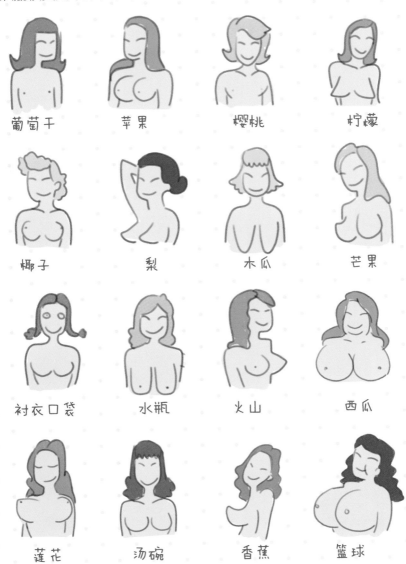

葡萄干　　　　苹果　　　　樱桃　　　　柠檬

椰子　　　　梨　　　　木瓜　　　　芒果

衬衣口袋　　　水瓶　　　火山　　　西瓜

莲花　　　汤碗　　　香蕉　　　篮球

小说里小清新的说法叫：成长总是伴随着疼痛。实际来说，成长也确实是伴随着疼痛的，特别是对于女孩子。

青春期的时候，日益鼓起来的乳房是不是总是让你感觉胀胀的，或者敏感到碰一下都疼得要掉眼泪？这可真不是女孩娇气，大多数女孩在乳房发育的乳蕾期都会有这样不适的感觉。

不过放心，这种感觉只是暂时的，等到乳房发育成熟，一般是4年左右，它就不会再疼了。

那么在这几年的青春期里，我们该拿这"神经敏感"的乳房怎么办呢？

衣服选宽松的，胸罩别选太小的。既然乳房都已经那么敏感了，肯定不能再用衣服给它们增加痛苦了对不对？而且，如果用紧身衣或者过小胸罩长期压迫乳头的话，也可能造成乳头回缩，长不出来了。

（注：乳头回缩是指乳头陷下低于乳晕，而且乳头较小。）

如果已经发生乳头回缩了，一种叫吸奶器的东西就能派上用场了，用它对着乳头拔吸，努力把它们拔出来吧。

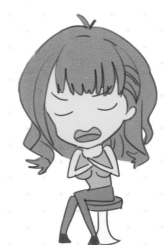

一定要做好清洁工作，不要因为害羞就不去管它们啊，否则乳头可能会发生感染、皲裂甚至糜烂的。

在乳房还没有完全长大的时候，可以不佩戴胸罩，但是，等到乳房长大定型以后，一定要及时给它选一个合身的胸罩，以免它晃动不适，或者发生损伤、下垂。

不要因为乳房变大就自卑，这本来是成长中值得骄傲的事情，表示很快你也可以和妈妈一样，穿衣凹凸有致，气场十足。可不要因为怕别人议论就把正在长大的胸部包裹起来，那才是真的对它们的发育有害。记住，走自己的路，让别人说去吧。女孩子，自信的时候最美丽。

没事和没人的时候，不要娇羞，多观察观察自己的胸部，看看乳房有没有长奇怪的疙瘩，乳头有没有向内凹陷……如果发现有不对劲，记得及早去看医生。

适当多做些针对性的运动，如扩胸运动、俯卧撑及胸部健美操等，可以加强胸部肌肉的锻炼，使乳房挺拔有弹性。

对于发育不良的乳房，除了加强胸部肌肉的锻炼外，每天早晚还应该坚持自我按摩乳房，尤其要加强对乳头的按摩，这样能够促进血液循环，促进乳房发育，同时也可促进乳头平滑肌的发育，防止乳头内陷或内翻。

少女爱美，众人皆知，不少女孩为了保持或者拥有苗条的身材，常常采用节食的办法，但是这样会使全身的脂肪都普遍减少哦，当然包括青春期的乳房啦。这也是为什么很多人常常在节食一段时间后，发现S形曲线并没有变得更加明显，反而让自己的乳房"缩水"了。因此，节食是不可取的，平时应适量摄入脂肪以增加乳房的脂肪量，保持乳房丰满圆润。

除了脂肪，多吃一些富含蛋白质、维生素的食物，像肉、芝麻啦，对乳房的发育也是有好处的。另外，注意补充胶原蛋白，像肉皮、猪蹄、牛蹄、蹄筋、鸡爪、鸭爪、甲鱼等都富含胶原蛋白，这些食物能使乳房光滑、有弹性。

第三节

乳房的"经前综合征"

　　"大姨妈"是个气人讨厌的东西，它给身体带来的糟糕感觉，可不仅仅是"血流不止"而"潮湿闷热"，还有因为激素水平在月经期的波动，带来客观的身体反应，科学的命名叫"经前综合征"。

1. 乳房胀痛原因

　　不管你是娇气还是霸气，都不影响症状的"稳定发挥"。而这些因人而异的症状里，其中一个就是——乳房胀痛，究其原因，大概有三个。

　　在我们的大脑里，有一个叫脑垂体的部位，在"大姨妈"期间，一旦它产生的泌乳素太多，就会造成乳房胀痛，还会干扰排卵，进而影响月经周期。那种疼痛啊，真是碰一下都如坐针毡。

　　如果哪一次乳房痛得特别厉害，往往那次的"大姨妈"也会变得不太准时。真是不省心啊。

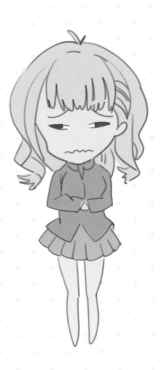

对于那些想依靠"大姨妈"证明点什么的女性来说，这多出来几天甚至十几天，可真是活生生的煎熬呢。因为你永远也不知道，这是综合征在作怪，还是别的什么不可预知的事情将要发生呢。

No. 2

除此之外，女性在经期之前，体内醛固酮（一种由肾上腺分泌的激素）含量也会升高，这会让女性出现水肿、头痛、乳房痛等各种症状。

这种时候，就不要再勉强自己穿明显和乳房不对号的胸罩了。女性，就应该对自己好一点，特殊的时期，给自己备一件舒适的胸衣吧。

前列腺素这种东西，可不是只有前列腺才能产生，所以这种激素也不是只有男性体内才有的。月经期间，女性体内所有细胞产生的前列腺素，也是引起乳房胀痛的罪魁祸首之一，加上本来给人带来幸福感的激素内啡肽的分泌减少，让人变得更加怕疼、焦虑、抑郁，莫名的悲伤和无名火，自然都在这个时候钻进脑袋里，挥之不去。

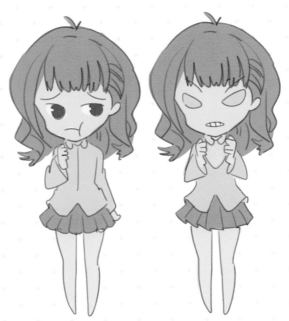

PS 如果感觉月经前一周整个乳房持续几天胀痛，也可能是乳房纤维囊肿在作怪，不过它是一种无害的囊肿啦。

如果感觉皮肤下面柔软的组织似乎凝结成一个小块，并且碰一下就像被人打了一拳一样痛的话，可能是皮下血管破裂了，引发血肿。想想最近有没有受伤、跌倒或者和另一半做过什么过于激烈的运动。

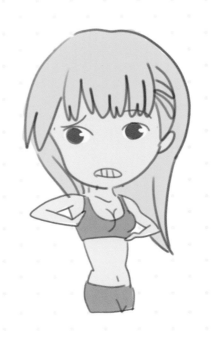

如果感觉只是一侧乳房里有某一小块地方疼痛，那可能是得了一种叫"乳腺囊肿"的疾病，记得及时就医。

Point

咖啡因和尼古丁会促进乳房纤维组织的增大，所以在"大姨妈"来之前避开它们，并在经期服用一些维生素E的话，可以帮助减轻疼痛感哦。

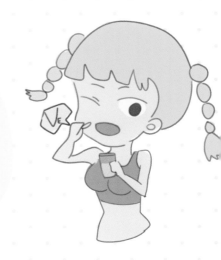

2. 用自己的手，止自己的痛

话说除了少运动，不吃辣，动动手指也可以让乳房更舒服哦。

❶ 揉、捏、拿法

用右手五指着力，抓起有胀痛感的乳房，采用揉、捏手法，一抓一松，反复10~15次，然后左手轻轻将乳头揪动数次，来扩张乳头部的乳导管。

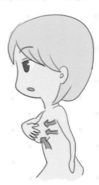

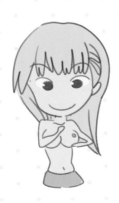

❷ 荡法

用右手小鱼际部位着力，从乳房肿结处，沿乳根向乳头方向做高速震荡推拿，反复3~5次。局部有微热感后，效果更好。

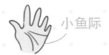
小鱼际

❸ 抚法

坐着或者侧卧着，让乳房充分暴露。先在乳房上撒一些滑石粉或者涂抹少许石蜡油，然后双手全掌从乳房四周沿着乳腺管向乳头方向推抚，重复50~100次。

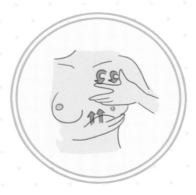

怀孕让乳房变得更大？

从受精卵落在子宫内的那一刻起，女性体内的荷尔蒙（激素）就开始发生了变化。其中，最明显的征兆之一就是乳房变得敏感，且容易胀痛。

不管你信不信，怀孕确实可以是乳房的第二个发育期，在此期间它发生了一系列变化：乳腺组织增加、脂肪贮备增加……本是为了适应分娩后哺乳的需要，但就是这样一个时期，正好与少女时代的第二性征发育过程类似。所以好好护理的话，想要在孕后给自己增大几个罩杯，并不是不可能的。

1. 怀孕以后乳房的"变脸"过程

（1）孕1个月

这个时候的你多半正在饱受孕吐的困扰，早起后，晚睡前，被不安分的胃折腾得痛不欲生。但其实不安分的可不只是胃，还有乳房啊。你会发现，它们的体积一天天变得更大、更重，乳晕的颜色一天天变得更深、更黑，触痛更是家常便饭，一天不痛几回都感觉缺了点什么。

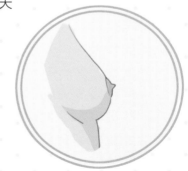

（2）孕2个月

乳房变得更大、更柔软了！并且长出了一粒粒小的突起物，那是乳腺肥大导致的，乳头也一同变得更大、更突出。

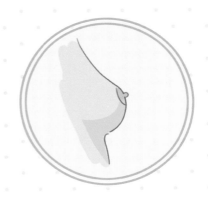

（3）孕3个月

乳房继续变大，用手摸一下，还能摸到一个个的肿块，那是乳腺因为长太快而形成的。观察乳房皮肤，还能看到皮下有一条条像蚯蚓一样弯曲的小血管，医学上称之为"静脉曲张"。

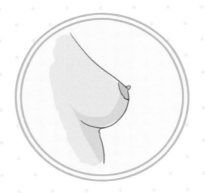

（4）孕4个月

你开始有乳汁了。挤压乳头就能看到乳汁溢出，不过颜色是淡黄的，还比较黏稠。

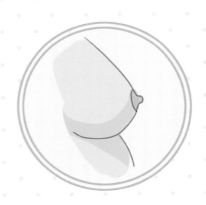

（5）孕5～6个月

长得太大的乳房开始向腋窝下扩展下垂，外侧皮肤还有可能出现妊娠纹，静脉曲张更严重了。

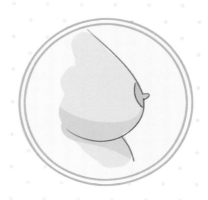

（6）孕7～9个月

已经不需要挤压，只是轻按乳头就可以看到乳汁了。因为乳腺的极致发育，整个乳房的重量相当于孕前的2～3倍。

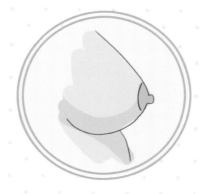

2. 孕期是丰乳美胸的好时机

你看，整个怀孕阶段，你的乳房就是在不断长大、长大、长得更大！所以想要丰乳美胸，这真是个千载难逢的好时机，比什么奇怪的丰乳药物要纯天然、绿色、健康得多了。所以，机遇来之不易，到底应该如何把握住呢？

Step1

基本上，到了妊娠后期，乳腺发育会达到一个小高峰，这个时候吃一些具有丰乳效果的食品，可以事半功倍，比如乳酪、鲜奶、燕窝……它们都会让你正在发育的乳腺，发育得更好。

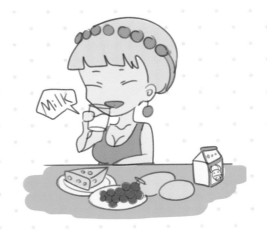

Step2

防止乳房下垂也很重要，毕竟你不想每天挂着两个毫无美感的"大沙袋"走来走去。为此，功课可以在生完孩子以后做，不要因为偷懒而躺着或趴着给孩子喂奶，要坚持抱喂，相信辛苦付出是有回报的，你的乳房会因此给你带来惊喜。

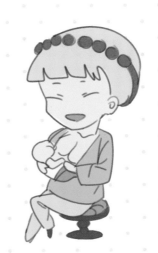

Step3

到怀孕6个月的时候，可以进行孕期乳房按摩。揉捏乳头以增加韧性，以下两种手法供君选择。

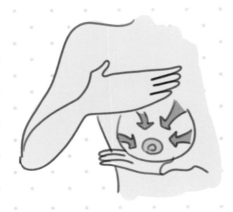

No.1 手掌法

在每天沐浴后或睡觉前，用手掌侧面轻按乳房（露出乳头），并围绕乳房均匀按摩，坚持2～3分钟。

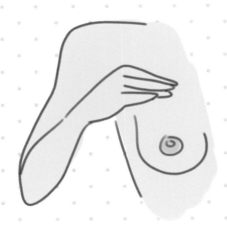

No.2 手指法

在手指上涂上爽身粉，用指腹从乳房四周由内向外轻柔按摩，或者在乳房周围用画圈的方式轻柔按摩。

Step4

选好胸罩也很重要，面对疯狂生长的乳房，胸罩的选择也要与时俱进。怀孕的时候，柔软宽松、承托、无钢圈无束缚的胸罩才是上上之选。到了哺乳的时候，则要选择舒适包容、吸湿透气、方便哺乳的胸罩。还有一种塑身专用胸罩，可以在分娩后使用，它能有效托高乳房，防止出现下垂。

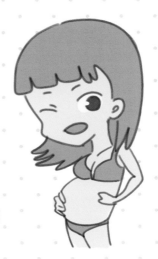

Step5

给宝宝断奶的时候也不要操之过急啊，应选择循序渐进的母乳和人工喂养相结合的替代过渡阶段，这样你的乳房和宝宝的口味，都不会因为变化太大而无法适应。

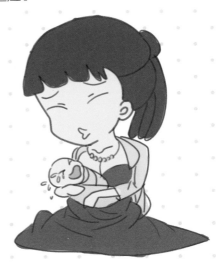

Step6

不要妥协于宝宝的哭闹声，无论如何要保持坚强意志，不能让他们养成含着你的乳头止哭，或者入睡的习惯。否则，过长时间的空吮，或者吮吸浓度太低的乳汁，都会让你的乳房变得松弛下垂的。

Step7

如果已经不幸因为怀孕和哺乳导致乳房萎缩、下垂了，千万不要就此放弃治疗，试试健胸体操吧。如果超过半年下垂的乳房依然没有恢复的趋势，做个隆乳手术，恢复自己的美丽与自信，也是十分可行的。

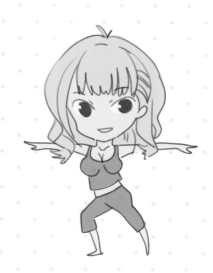

Tips

保持乳房卫生，每次哺乳前，揉一揉或者热敷乳房，有助于疏通乳汁通路。如果一生中有4~6个月的哺乳期，那么患上乳腺癌的风险将下降20%，所以生宝宝虽然痛苦，倒也不是完全没有好处。

第五节

母乳喂养Yes or No?

首先，无论怎样，是否选择母乳喂养的决定权在你手里。赞同母乳喂养的理由，就和反对它的理由一样多。如果你自己不愿意，而你的亲朋好友都要求你这么做，那么你完全可以不理会他们，按照自己的决定来做。

基本上，反对母乳喂养的理由，有这么几条具有代表性的：怕对乳房造成伤害；不喜欢乳头上挂着个宝宝；想跟宝宝的爸爸一起分担喂奶的责任；用奶瓶喂奶，不用担心因自己生病而不敢吃药；用奶瓶喂奶，能确切知道宝宝到底吃了多少……

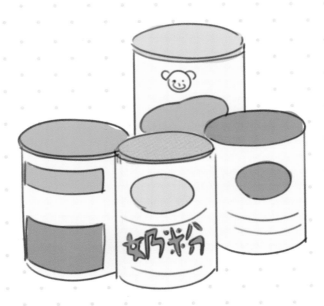

只不过，有一条你应该先知道，我们给世界上所有配方奶粉的口号只有一个：一直在模仿，从未能超越。

婴儿配方奶粉所做的一切，都只是尽力去模仿母乳的成分或者效果而已——从最开始仅仅调整蛋白质、脂肪和糖类的比例，到后来调整蛋白质的组成比例，用植物油代替动物脂肪，再到添加各种微量营养素……

　　尽管如此，配方奶粉依旧永远无法超越母乳。因为母乳要比它们智能得多，比如宝宝出生后3天内，妈妈的初乳中，脂肪和乳糖含量更少，能量更低，但却含有10倍的免疫细胞、2倍的低聚糖和2倍的蛋白质，它们能在第一时间为宝宝提供保护，保护其免受感染。

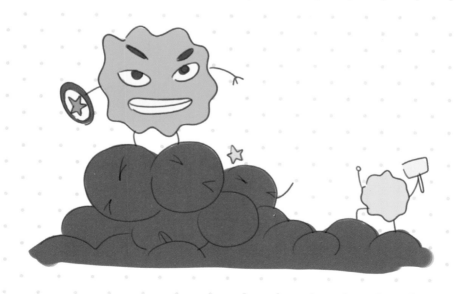

如果是早产儿，初乳中还会含有更多的不饱和脂肪酸，来促进宝宝大脑发育。这些，可都是婴儿配方奶粉望尘莫及的。

实际上，来自世界卫生组织（WHO）的建议是：

最好能保证前6个月用纯母乳喂养（只喂母乳，无需添加其他任何食物和饮料，包括水），6个月之后可以逐步添加辅食，并同时保持母乳喂养直到2周岁甚至更久。

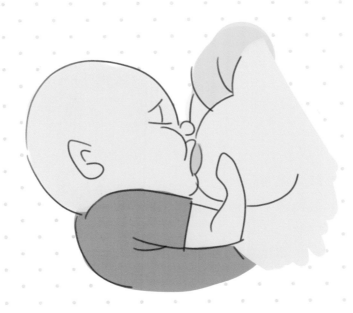

至于母乳的量，妈妈完全不用担心。对于宝宝来说，母乳真的就像海绵里的水，只要吸，总会有的。

而母乳的质量，就更不用担心了，前6个月的纯母乳喂养完全可以满足婴儿的营养需求，无需过早添加辅食。即使开始添加辅食了，也依然可以继续母乳喂养，没有必要换成价格昂贵的配方奶粉，只要注意补充铁、锌，以及各种维生素就可以了。

也许你会发现，喝配方奶粉长大的孩子在3个月之后，似乎比母乳喂养的孩子长得更大、更快。但其实，他们身体里增加得更多的，只是脂肪而已。

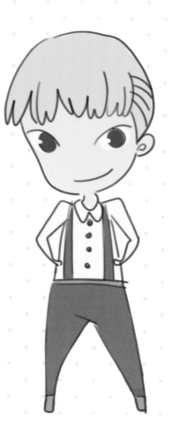

母乳喂养的宝宝在婴儿时期以及之后的青少年时期，肥胖的风险会更低。并且他们也更不容易感染细菌、病毒，还会变得更聪明。

此外，母乳喂养对妈妈的好处也比你想象的多得多。

首先，它能帮助你减肥。母乳喂养的前3个月，每个月可以让你减重约0.8千克，这可比花钱买奶粉，再花钱去健身房划算多了！

其次，它还能有效降低你患上乳腺癌和卵巢癌的风险。要知道这两种疾病，可不是什么能给你带来好处的好东西。

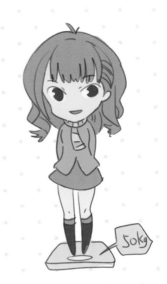

哺乳趣闻

*母乳喂养的平均时间是9个月。

*在怀孕期间和哺乳期间，乳房会增重400克左右。

*母乳喂养在150个小时期间，可重复440次，并产生45升乳汁。

*西班牙分泌乳汁能力很强的女性1个星期平均能分泌10升乳汁，但有些人，则能在1天内就分泌5升乳汁，相当于14罐可口可乐的容量。

*宝宝每天要喝7次奶，每次时隔20分钟左右。

*爱斯基摩人一直用母乳喂养他们的孩子，直到孩子到达青春期。

*脂肪含量最多的母乳是狮子的母乳，约有53.3%的脂肪。

第六节

乳汁的真相

乳汁是如此神奇的东西，可是，它究竟是什么呢？

是像达·芬奇的画中那样，以一条管子和子宫相连？还是像《圣济总录》中所记载的"在上为乳饮，在下为月事"？

其实不然，只不过古人不懂解剖学，看到女子在哺乳期时不来月经了，就以为如此。而女性在哺乳期是否停经，其实取决于她的生理状况与体内激素的分泌情况，也不是所有的女性都会在哺乳期停经的。

真相是，论成分，乳汁和血液大相径庭：血液中含有血红蛋白，而乳汁中含有多种蛋白质，如乳清蛋白、乳铁蛋白，偏偏就是没有血红蛋白，乳汁中也没有造血干细胞，或者合成血红蛋白的酶，所以乳汁中也不可能再出现血细胞或者血红蛋白，也就不可能"变成"血。

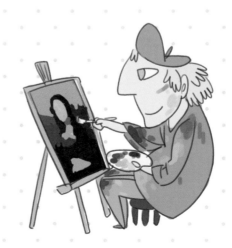

不过，倒也不是说乳汁和血液就全无关系，乳汁由乳腺分泌，乳腺和血液的关系是这样的：乳腺——食品制造厂；血液——物流；乳导管——运出食品厂产品的另一个物流公司。血液这个物流公司等级还比较低，只能把货物送到厂房门口，进不了食品制造厂的大门。

由此可见，血液的功能是为乳腺提供营养，血液中的其他物质在正常的生理过程中都无法进入乳腺当中，当然也就变不成乳汁。

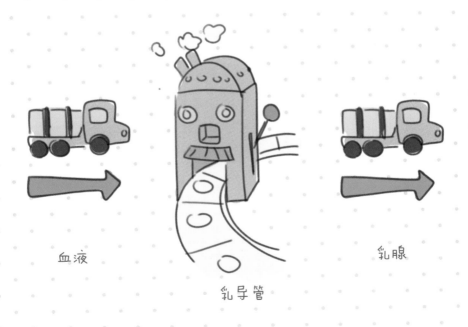

血液

乳导管

乳腺

第七节

隆乳与哺乳可兼得吗？

S形曲线不止男性爱，女性自己也爱。只要是女性，多多少少总会关注一下自己的乳房够不够大，形状够不够好看。万一不够让自己满意，其实有个最简单快速的方法去改变——外科隆乳手术。

可是，等等，医生好像建议女性还是完成生育、哺乳这两件事以后，再来隆乳呢！难道隆乳以后就无法哺乳了吗？其实也不是的。因为乳汁的产生是依靠神经内分泌来调节的，宝宝吮吸刺激乳头和乳晕的感觉神经末梢，其产生的神经冲动传到下丘脑，让下丘脑分泌催乳素（作用于乳腺的腺泡，让其分泌乳汁）与催产素（收缩腺泡和乳腺小管周围的肌细胞，使乳汁进入乳腺大管和乳窦，利于宝宝吸出），来保证宝宝的食品供应。

所以隆乳会不会影响哺乳，关键看这个手术有没有损伤到乳腺组织和乳头、乳晕的神经。比如手术切口的问题，如果把切口开在乳晕周围，虽然可以利用乳晕的颜色遮盖，使得手术疤痕不那么明显，却很容易损伤输乳管和支配乳头及乳晕的感觉神经。

另外，不建议哺乳前隆乳的医生们还有另一个理由：你已经知道怀孕会让乳房发生变化，到时候，怀孕前放到乳房里的假体还能不能和变形了的乳房完美契合，这实在是个问题。

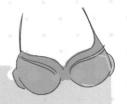

Tips 真假乳房怎么分?

❶ 听——万籁俱寂，邀请她一起去跑步，如果你发现从她胸部传来轻微的水声，那多半是里面放进了盐水填充的假体。

❷ 看——观察她走路时，乳房上下左右振动的效果。不过这需要丰富的经验积累，还是有一定难度，毕竟你不能走在大马路上时刻盯着别人的乳房看。

❸ 摸——原装的乳房的触感类似由下向上摸上唇的触感。改装后的胸部触感和脸颊差不多。如果胸部摸起来硬硬的，好像在摸鼻尖，那这个胸一定是改装失败的次品。

🔔 隆乳后不能干的事儿

❶ 针灸：喂！针扎进去，假体会破的！

❷ 蹦极：如此快速移位的运动，会让假体来不及反应，结果跑到胸的上面，甚至肩部。

第八节

向更年期老态说不

缘来缘去缘如水，花开花落终有时。

乳房也是这样，有青春期的娇艳和孕育期的丰腴，就有更年期的年老色衰。

从35岁开始，乳房的组织和脂肪就开始丧失，大小和丰满度开始下降。

到了40岁，可怕的下垂就开始出现了，乳晕（乳头周围的区域）也会开始急剧收缩。乳腺退化，乳房萎缩，体积变小，即使你发现它们增大，那也只是年纪大了，脂肪增多而已，松弛和失去弹性依然不可避免。

而这还只是自然老化单一因素作用的结果，这几十年来，你的熬夜、生活不规律也会影响新陈代谢与血液循环，导致体内荷尔蒙（激素）水平紊乱，使乳房变得不那么健康。

如此内忧外患之际，可谓乳房的多事之秋，各种疼痛、感觉异常等问题往往接踵而至。

因此偷懒或者放弃治疗都是不明智的。

正确的选择是：

1. 乳房没有奇怪感觉的时候

（1）勤按摩乳房，来促进胸部的血液循环

（2）加强胸部锻炼，让胸肌健壮一些也有助于提升乳房

（3）想要托举起下垂松弛的乳房，丰满型或者有定型效果的胸罩自然是不可少的

以上是为"外调"。还有"内养"，也就是吃得合理，保持身体健康、体重适宜，让内分泌保持平衡。生理性的衰老延缓了，乳房自然不会下垂得那么快。

2. 乳房有奇怪感觉的时候

比如疼痛，如果只是在闭经期出现的乳房疼痛，属于正常的生理反应，可以不用那么紧张，疼痛都是暂时的，可以找医生开一些治疗更年期综合征的药物来缓解疼痛。

如果是在闭经后发生乳房疼痛，那就不能大意了，不要偷懒，应及时到医院检查确诊，对症治疗。

除了疼痛，对于突然出现的其他异常感觉、乳房体积形态的改变、乳头溢液等情况，都要立即就诊。

如果你的年龄已经超过40岁，那么至少一年去做一次乳房检查吧！

PART 6

『辣』而有道

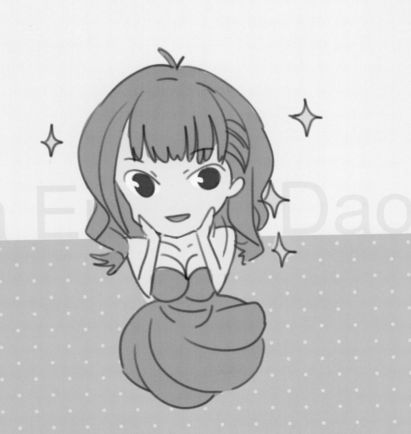

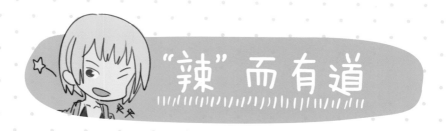

"辣"而有道

20世纪70年代，日本人开始把身穿新的时尚服装的女性叫辣妹（日语：ギャル）。它在泡沫经济时期曾是年轻女性的代名词。

而如今，在中国，"辣"已经成为性感和有魅力的代称，这样的女性是风情万种的，是时尚有型的，是让男性们把持不住的。可谓把女性的美发挥到了极致。

她们是怎么做到的？别说你从不好奇！

第一节

美丽乳房吃出来

"辣"嘛，虽然说人靠衣装，但首先你得有个好身材，再漂亮的衣服套到一只水桶上，应该也不会好看。

而女性的好身材，首当其冲的，是有一对好看的乳房。

那除了动刀子往乳房里塞东西，还有什么更健康更安全的方法吗？

有的。而且很简单。吃！

英文里说：you are what you eat（你就是你所吃的东西）。不多也不少，可见吃对食物是多么重要。

很巧的一件事是，有一些食物就具有神奇的丰乳效果。比如……

1.葫芦巴

早在古希腊，葫芦巴就被女性用来丰乳，如今，它已经成为一种非常有前景的女性保健植物，而且还能治疗诸如贫血、厌食、便秘、感冒等一些疾病呢。葫芦巴富含的白蛋白、脂肪和碳水化合物，能有效解决女性胸部过瘦的困扰，它还含有激素前体物质，能让乳房更加美丽、更加坚挺。

丰乳小厨房

绿芦笋葫芦巴芽菜三明治

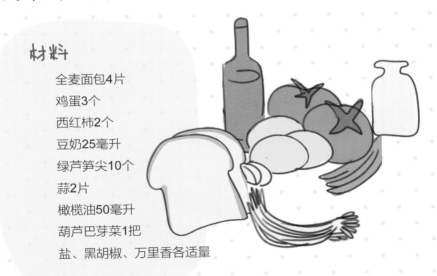

材料

全麦面包4片

鸡蛋3个

西红柿2个

豆奶25毫升

绿芦笋尖10个

蒜2片

橄榄油50毫升

葫芦巴芽菜1把

盐、黑胡椒、万里香各适量

做法

❶ 将蒜剥皮洗净并切片，将绿芦笋尖洗净煮熟，并放好。

❷ 在平底锅中加入橄榄油，放入蒜片煎黄后，加入绿芦笋尖，再略煎5分钟左右，盛出备用。

❸ 将鸡蛋打入碗里，与豆奶、盐、黑胡椒和万里香混合，放入加有橄榄油的平底锅中，不断晃动直到鸡蛋凝结，盛出备用。

❹ 西红柿洗净切成两半，把酱汁涂在面包上。

❺ 把面包放在碟子上，放上煎好的鸡蛋。

❻ 把洗净并烹饪好的葫芦巴芽菜放到上面，再盖上1片面包。

❼ 在面包上放上绿芦笋尖、蒜片，最后再盖上1片面包，大功告成。

除了把它做成吃的，葫芦巴还可以外用。比如把磨碎的葫芦巴种子放在水里煮15分钟后，可以趁着温热敷在乳房上，能让乳房肌肤更加健康，又有弹性。

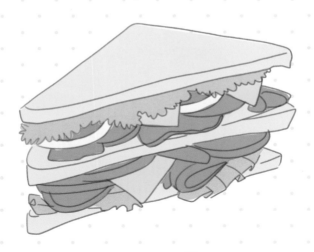

完成图

2. 当归

当归丰乳，最早是以药物副作用的姿态进入大家视野的，因为中国古人用它来帮助女性调整月经周期的时候，总会发现它让女性的乳房也变大了。

其实这是因为，当归中含有一种名为"植物雌激素"的东西，它和人类的雌激素很像，而你知道，雌激素可以促进乳房生长。

不过，所谓"是药三分毒"，当归吃多了，坏处也是很可怕的。

《澳大利亚医生》杂志曾有一篇报道说：当归对女性乳腺癌细胞有极强的催化作用，可以使癌细胞的生长速度增加16倍之多。

所以，想要靠它丰乳，还是先咨询医生为好。

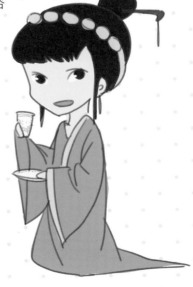

3.苜蓿芽

苜蓿芽其实是一种源于北非的豆类，它和当归一样，也含有植物性雌激素，对于保持乳房丰满状态很有效果。此外它还富含维生素A、B族维生素、维生素C、维生素E和维生素K，以及钙、铁等多种矿物质。而你几乎可以在随便一个食品店和营养品店里购买到它，比收集当归容易多了。

丰乳小厨房

山药手卷

材料

海苔3片
洋火腿100克
绿芦笋150克
苜蓿芽40克
苹果100克
生山药100克

做法

❶ 将绿芦笋洗净，放进水中煮熟。

❷ 苹果、生山药洗净去皮，和洋火腿一起切成长条。

❸ 海苔展开，上面铺一层洗净的苜蓿芽。

❹ 最后放上所有材料，卷起来即完成。

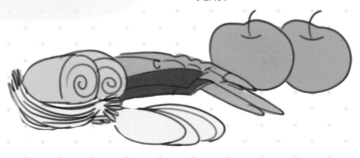

4.南瓜

南瓜连同南瓜籽一起吃，对孕妇有催乳效果，对一般女性则有调经理带、帮助乳房发育的效果。

丰乳小厨房

南瓜汤

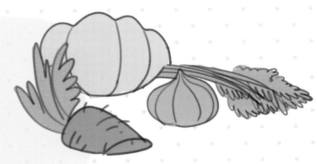

材料

南瓜半个
洋葱少许
胡萝卜半根
芹菜1棵

做法

❶ 所有材料均洗净处理好，切小块。

❷ 加油炒一点洋葱，再加入胡萝卜及芹菜，最后放入大量南瓜一起炒。

❸ 炒香后加水焖煮，煮到剩下七成水。

❹ 南瓜煮烂后，倒入果汁机里搅拌，过滤后再煮一次成汤，用盐调味即可。

5.黄豆

黄豆又被称为"穷人的肉类"，可见它营养丰富。除了蛋白质、油脂、糖类、维生素、矿物质及膳食纤维、卵磷脂等，还含有具有丰乳效果的异黄酮素和植物性雌激素。

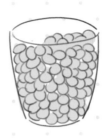

丰乳小厨房

黄豆排骨汤

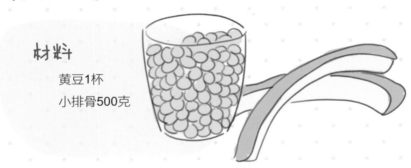

材料

黄豆1杯

小排骨500克

做法

❶ 黄豆洗净浸泡6个小时左右。小排骨洗净切小块，用开水氽烫后备用。

❷ 黄豆沥干水分，再加水放入锅中煮。

❸ 到黄豆变得酥软，加入小排骨再煮熟即可。

6.其他丰乳食物

食物	作用
鱼、肉及鲜奶	含丰富蛋白质，可健胸丰乳
橙、葡萄、西柚及西红柿	含维生素C，可防止乳房变形
芹菜、核桃及腰豆	含维生素E，有助乳房发育
花椰菜、西蓝花及葵花子油	含维生素A，有利激素的分泌
牛肉、牛奶、豆类及猪肝	含B族维生素，亦有助激素的合成
蜂皇浆	蜂皇浆有刺激激素分泌的功用
蹄筋、海参及猪蹄	富含胶质，能促进乳房发育
虾、贝类	所含的锌是合成激素的重要元素
奶参	补虚通乳，补中益气，能增强人体的吸收能力，有助乳房的发育

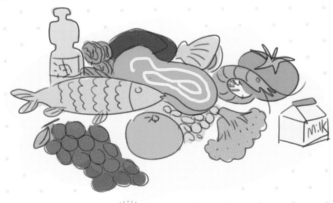

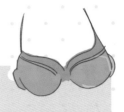

Tips 丰乳食补定律

最佳3天丰乳期

月经来潮后第11、12、13天是丰乳最佳时期，因为在这个时候，你体内的雌激素含量达到顶峰，此时不管是食补还是按摩，丰乳效果都会事半功倍。

胶原蛋白是好物

猪蹄、蹄筋、海参、爱玉、石花菜……它们含有的丰富胶原蛋白，能撑起你日渐松弛的皮肤，当然也包括乳房的皮肤。

种子食物别放过

植物的种子衣膜都有类似维生素E的性激素成分，比如核果类的葵花子、核桃、芝麻、花生、杏仁等，都能促进第二性征发育，加强美乳效果。

优质的蛋白质

蛋白质是建立肌肉组织的必备营养素，少了蛋白质会让胸肌错过发育好的时机。优质蛋白质请去牛奶、豆浆里寻找吧。

神奇的中药调理

中药材中的龙眼肉、当归等，有补血的功能，如果寻找到专业中医师为你调制适合自己体质的丰乳补药，自然是十分好的。

第二节

让赘肉造福罩杯

关于隆乳这件事，前面我们已经提到过，不过你也发现了，只要是假体，不管它是盐水袋也好，硅胶也好，放进去总有被识破或者坏掉的风险。

有时候望着富态的肚子或者圆润的大腿，你也许想过，这些脂肪要是长在乳房中该有多好。好消息是，这样想的人，不只是你，还有医生们。

早在2008年美国美容外科学会的年会上，许多整形医师就认为这项技术不仅可应用于临床，还具有很不错的前景。

对此，他们给出的理由是这样的……

物尽其用：所谓"取之于民，用之于民"，抽自己的脂肪隆自己的乳，把碍眼的肥肉转变成傲人的曲线，可谓一举两得。

手感真实：再也不会担心被识破，反正都是脂肪。

弥补缺陷：比如先天性乳房畸形或者是因乳腺癌切掉了一部分乳房，呆板的假体没办法补救，但是灵活的自体脂肪就可以，而且是哪儿缺，就能在哪儿给补上。

不过，凡事有利必有弊，自体脂肪隆乳也不例外。

首先，抽脂隆乳的效果是会缩水的，注射给乳房的脂肪通常在一段时间后就会渐渐消失于周围组织中，就好像染头发一样，一段时间就会掉颜色。

因为正常生长的脂肪需要周围血管的营养供给，而被抽吸出来又经过分离的脂肪粒自然是与"营养供应商"——血管分离的。这些脂肪，再被放到乳房里，命好的，刚好被注射到血管旁边，还有"生还"的可能；命不好的，只能和血管遥遥相望，然后绝望地死掉。

并且，尽管你觉得你的肚子上赘肉很多，但实际上医生能从中筛选出的合格自体脂肪的量却是有限的，远不及使用假体一次性能增多几百毫升内容物的效果。

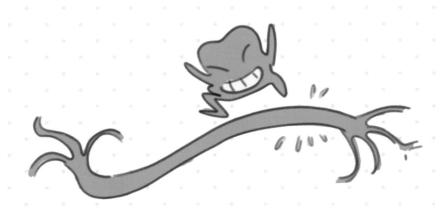

另外，那些进入乳房却不幸死掉的脂肪细胞会在身体里皂化，导致乳房摄片上出现团块状阴影或钙化点，这种表现和乳腺癌如出一辙，会让医生很难判断你到底是得了癌症，还是仅仅做了自体隆乳手术。

那么，还有什么更好的方法吗？

有的，比如从脂肪中提取出脂肪组织源性干细胞来注射到乳房里。这些细胞进入乳房以后并不会变成乳房组织，而是积极生长成了优秀的血管上皮细胞，把它和自体脂肪结合使用，自然就能让脂肪细胞得到更好的生存，不至于每次都伤亡惨重。

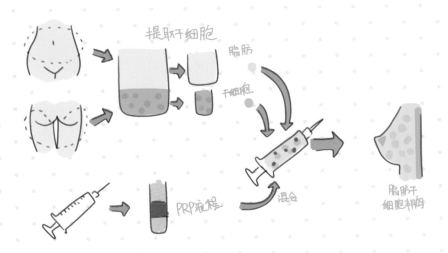

木瓜丰乳？别闹！

前文我们说过啦，动动嘴巴也可以丰乳健美，还推荐了一些有效的食物给大家。不过，你应该发现了，那里面并没有木瓜。

等等，不是都说木瓜能丰乳吗？难道这是一则谣言？是的，这真的是一则谣言。

关于木瓜能丰乳的说法，有这样一个传说：唐代，安禄山拿木瓜砸过杨贵妃的胸，听起来蛮"重口味"的，具体什么原因也不得而知，然而杨贵妃的体态却因此丰腴起来。这当然是随便说说的，毕竟丰腴的话，主要还是和吃得多有关。

那么我们一般所说的木瓜——番木瓜里含有的所谓丰乳成分木瓜酵素和类胡萝卜素，真的有用吗？

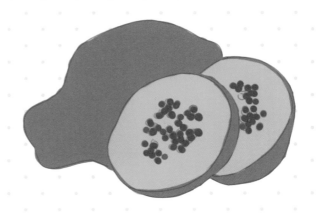

首先来说木瓜酵素，什么是木瓜酵素？其实"酵素"翻译成汉语就是我们中学生物课学到的那个普通名词——"酶"。木瓜酵素，说白了，就是各种蛋白酶和淀粉酶组成的复合酶。这样的蛋白酶，只有直接和蛋白质接触才能产生作用。无论是先煮熟，被热水烫一下，还是更原始一点，用嘴巴直接生吃进去，经过胃蛋白酶分解一下，都早已失去活性，"死掉"很久了。怎么可能再去丰满你的乳房呢。

　　至于类胡萝卜素，它被吃掉以后就在人体内变成了维生素A，维生素A本来的确是个好东西，它可以保持皮肤、骨骼、牙齿、毛发的健康生长，还能促进视力和保持生殖功能良好的发展，然而它真的不能丰乳……

　　所以说，愿望是美好的，现实是残酷的，木瓜丰乳是谣言来的。

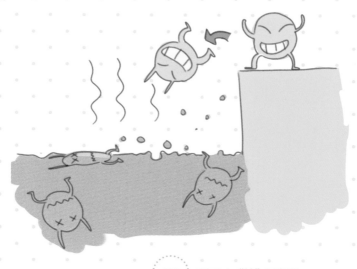

第四节

丰乳运动小课堂

　　虽然乳房只是一个腺体，但是这些腺体是需要它周围的肌肉（胸肌）来支撑的，运动尽管不会让你的胸部变得更饱满，但确实可以让它们变得更坚挺。

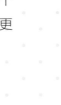

🏃 健美乳房的日常运动

　　想要锻炼胸肌嘛，方法有很多，比如慢跑、有氧健美操、网球、快走半个小时之类。当然还有一些针对胸部锻炼更密集有效的方法，比如下面这些。

1. 核桃钳子

　　这是一个挤压、拉伸相互交替的运动。

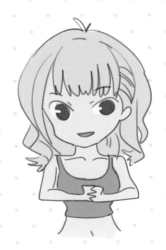

Step1

　　想象你的手掌里握着一个坚果，现在你想用力压烂它。

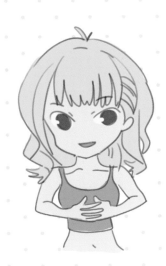

Step2

　　拉伸时，双手手指相互弯曲，拇指除外，请用尽全力向外拉扯你的手指，就好像要把手掌分开一样。

Step3

　　如此重复运动，一套做4次挤压和4次拉伸。

2.体操快车

夸张地发"X"这个字母，尽力展露笑容，让自己笑得像在哭就对了。

这个姿势会让你的脖子伸缩，从而稍微提高乳房，锻炼乳房上部肌肤的弹性。每次重复10～20次。

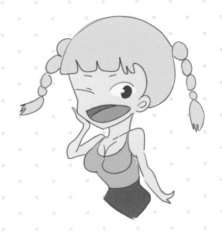

Step2

双手合十，掌心对掌心，把手腕抬高到下巴的位置。然后保持十指并拢，开始紧紧挤压双手。

这个动作能很好地锻炼你的胸肌。每次重复20次。

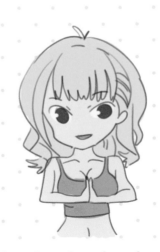

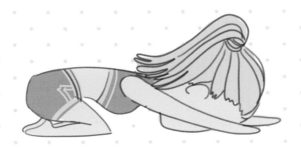

Step3

　　双膝跪地，坐在脚后跟上，身体向前倾，双臂尽可能地向前伸展，直到身体几乎要碰到地面为止。

　　这个动作能增加你腰部的柔韧性，改善姿势。每次重复10次。

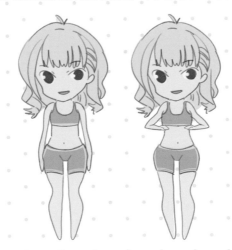

Step4

　　站立，收腹提臀，深呼吸，头向上升，收起下巴，让肺部充分扩张。同时双臂贴着身体，抬起前臂，与身体成直角，掌心向上。手臂向外伸，保持手肘与身体在同一水平面，坚持10秒，然后放松。

　　这个动作能锻炼到你背部的肌肉。每次重复5～6次。

3.哑铃运动

（1）凳上哑铃运动

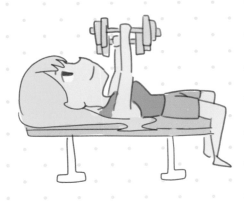

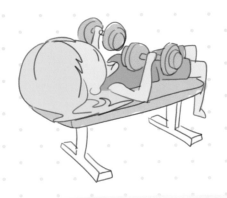

Step1

　　躺在平凳上，手持哑铃，放在肩膀处，然后向上伸直双手。做的时候要保持双肘稍微弯曲。

Step2

　　手升到最高点后，紧压一会儿。

Step3

　　然后双手向下运动，回到初始地方。

Point 1

　　因为是双手各自独立的运动，所以需要我们使用更多的肌肉来保持平衡和协调。

Point 2

　　锻炼的时候，背部要紧贴着凳子，这样才能防止背部受伤。

（2）地面开幕运动

Step1

每只手各拿一个中等大小的哑铃，然后躺在地上。

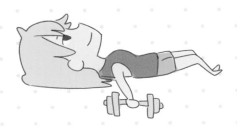

Step2

双手向前伸并举起哑铃，高于胸部，手掌相对。

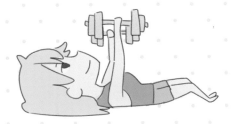

Step3

慢慢打开双臂，双手以放松的姿势向下运动直到贴到地面为止。

Point
锻炼时，保持背部紧贴地面，双腿稍稍弯曲。

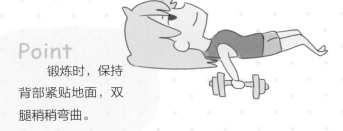

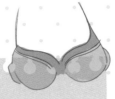

Tips 按摩身体自带的丰乳穴

中医理论中，穴位按摩对于丰乳的作用一直拥有好口碑，如果是在"大姨妈"拜访期间进行，还能有效缓解乳房胀痛。

乳四穴

快速找穴：乳四穴共有4个穴位，分布在以乳头为中心的垂直线、水平线上，分别距乳头3横指宽（2寸）处，上、下、左、右各有一穴。

按摩方法：用中指或食指顺时针点揉乳四穴，每穴约1分钟，然后逆时针点揉约1分钟，以局部有酸胀感为佳。

按摩的最佳时期：女性乳房的饱满与卵巢雌乙醇激素的分泌量密切相关，如果最大限度地将雌乙醇引流到乳房上，你的乳房也能变得丰满圆润。一般来说，卵巢雌乙醇激素的分泌高峰是在"大姨妈"拜访后的第11、12、13天，因而这3天是丰乳的最佳时期。此后的1周，虽然雌乙醇分泌量减少了，但也是丰乳的好时期。

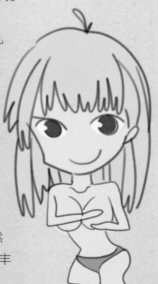

膻中穴、乳根穴、
天溪穴、鹰窗穴

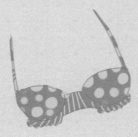

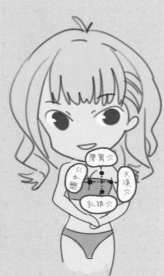

Step1

　　按摩之前，取适量乳液
或乳房按摩霜置于双手掌
心，先相互搓揉让双掌发
热，使其温度与肌肤相近，
按摩时更易吸收。先以右手
拇指按压膻中穴5秒。

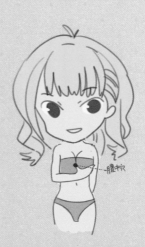

Step2

　　右手顺势往左乳下按压乳根穴5秒，左手可以稍微将左乳往上提起，方便更容易找到穴位。

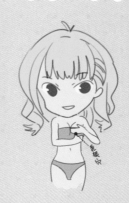

Step3

　　右手拇指放开，四指指腹稍微出力，慢慢沿着乳房外侧轮廓往上按压，先按到天溪穴后停留约5秒。

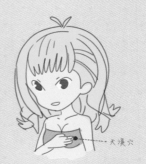

Step4

　　指腹再沿着乳房外侧向上滑动，至鹰窗穴时以拇指定点按压，停留约5秒。步骤1~4为一个循环，建议重复30次后，再以同样方法按摩右乳。

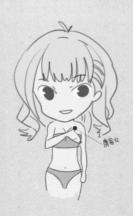

空气、阳光、海水和你的乳房

最近想不想去海边度假？最近想不想丰乳？不如把这两件事一起做了吧！是的，没错，来自海洋的水、太阳和新鲜空气，也可以帮助你拥有更迷人的胸部曲线哦！

1. 关于空气

话说在地球上，人是唯一会给自己穿衣服的高级动物，而且还有各种各样的衣服。这当然是有好处的，比如让身材看起来更好，还可以在天冷的时候弥补毛发不足无法保暖的缺憾。

不过，它也有坏处，就是身体总被捂着，我们的各种腺体分泌的尿酸、油脂、二氧化碳……这些东西没有办法顺畅地自然风干。特别是女性的乳房，总是被禁锢在严严实实的胸罩中，平时根本没有机会呼吸到新鲜空气。

这怎么可以呢？要知道我们人类是大自然孕育的，应该多和大自然做亲密接触才能让身心更健康。比如乳房，它只有在新鲜干净的空气中，才会充分扩张自己的毛孔，让皮肤得到自我净化和自我更新，然后才会变得更细腻、光滑又通透。而在海边的空气，聚集了更多的氧气、水和矿物盐，这些对肌肤来说，无疑是一场美味大餐。

当然了，如果你没有住在海边，那么常去枝繁叶茂的地方逛逛也不错。因为有植物的地方，空气的含氧量会高许多，像是松树林、蓝桉树林，或是有芳香植物比如薰衣草的草原，在清晨置身其间，就是给身心的最佳SPA。

2. 关于阳光

阳光孕育生命，也能孕育你的乳房。当然，是适量的阳光。想要利用阳光来呵护乳房的话，需要本着科学严谨的态度，有计划、有步骤地实施。

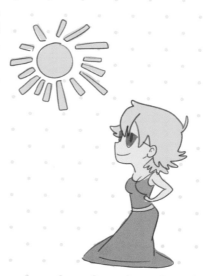

Step1

在开始的几天，不要贪心，每天只让自己在太阳下待几分钟就好。

Step2

循序渐进，在之后的日子里逐渐增加日晒的时间，但一定要做好防晒和保湿工作，比如SPF 50以上的防晒霜是必不可少的，给乳房准备一支专用保湿霜也是很有必要的。

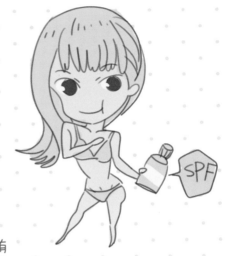

物美价廉的保养品还有芝麻油，它能有效过滤掉阳光中的UV紫外线。

Point 1

绝对不要在12~16点之间去晒太阳，这个时候的阳光猛烈，稍有不慎，很容易适得其反，把自己晒伤了。

Point 2

一定记住，你是去做日光浴，不是去当苦行僧，千万不要想不开把自己晒成一个黑人，那只会加速你的皮肤老化，让你在40岁以后发生一系列的皮肤问题。

Rollier调整的阶梯式晒太阳法（'表示分钟）

天数 区域	1	2	3	4	5	6	7	8	9	10
第5区域					5'	10'	15'	20'	25'	30'
第4区域				5'	10'	15'	20'	25'	30'	35'
第3区域			5'	10'	15'	20'	25'	30'	35'	40'
第2区域		5'	10'	15'	20'	25'	30'	35'	40'	45'
第1区域	5'	10'	15'	20'	25'	30'	35'	40'	45'	50'

* 从第10天到第15天，继续按照相同的值增加晒太阳的时间。
* 到了第15天，整个太阳浴就完成了。

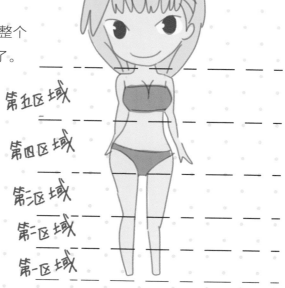

第五区域

第四区域

第三区域

第二区域

第一区域

3. 关于海水

海水浴是什么？把自己泡在天然海水中，或者去海里冲洗、游泳，这都是海水浴。海水里富含的氯化钠、氯化镁、溴化钾、硫化镁等无机盐和微量元素，可以预防、治疗诸如湿疹、痱子等多种皮肤病，而来自海水的浮力和静水压力，可以按摩乳房、促进乳房的血液循环，扩张血管，让乳房获得更多的营养。

Step1

想要海水浴，最佳时间是每年的7~9月份。

Step2

每次海水浴的时间以20~60分钟为宜。浴前要充分活动肢体，浴后要用淡水冲洗身体。

Step3

如果你不幸患有重度动脉硬化、高血压、脑血管损伤、活动性结核、肝硬化、肾炎这些疾病，或者正好赶上"大姨妈"拜访，请不要尝试海水浴。

Step4

在海滩边，日光浴和海水浴交替使用，效果更好哟！

Tips 自制家庭"海水浴"

没有时间或者没有金钱跑去海边玩耍？没关系，动动手，在家也可以享受海滩待遇。

Step1

在药房挑选购买特制的海盐。

Step2

回家，按照一浴缸水（按200升计）配放1.5千克左右海盐的比例，先把海盐放到预先缝制的布袋里，再放进浴缸里溶化，能有效过滤海盐中的杂质。

Step3

把自己放到浴缸里。

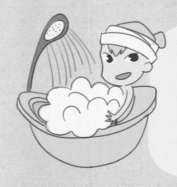

Point

家庭"海水浴"最好能结合冷水浴锻炼，从夏秋季开始。如果始于冬春季，水温以36℃左右为宜，每次时间控制在15分钟以内。

第六节

给乳房化化妆

"女为悦己者容"，爱美是无可厚非的事。只不过每天"对镜贴花黄"，精心装扮自己面容的时候，有没有想到被冷落的乳房，也亟须你为它停驻目光呢。

是的，乳房也有专属于它的保养和美容秘笈呢。像补水、保湿、紧致、防晒乃至彩妆，这些面部养护的步骤，从现在开始，也连带着乳房一起做吧，请相信，付出会有收获的。

1. 乳房的美丽盟友

（1）类黄酮

生物类黄酮的开发利用对于美容行业来说可是意义重大的，经过智慧的人类使用各种生物技术工程加工后的它们，可以清热解毒、抗血栓、调节免疫力、保护肝功能，以及对于护肤最重要的一点——清除自由基、抗氧化。它的抗氧化能力可比广为人知的维生素E还要强10倍呢。

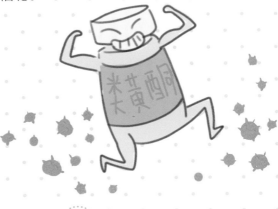

（2）胶原蛋白

大名鼎鼎的胶原蛋白，它们含有大量保湿因子，且能阻止皮肤中的酪氨酸转化为黑色素，是肌肤保湿、美白、防皱、祛斑必不可少的东西。

有科学实验证明，只需0.01%的胶原蛋白纯溶液就能形成很好的保水层，供给皮肤所需要的全部水分。当然了，你常年护在胸罩里的乳房，也需要它们。不过如果你真的希望依靠胶原蛋白留住青春，最好选择使用口服产品。

那些外用在皮肤上的产品，其实很难被身体吸收，所以效果都十分有限。而且，胶原蛋白的依赖性很强，一旦开始使用的话，就不要停，除非你中途反悔不想费心保持美丽，或者认为自己找到更有效的美容产品了。

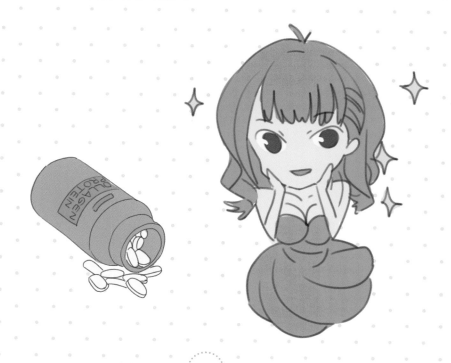

（3）胎盘

虽然听起来略重口味，但胎盘美容的历史其实源远流长，甚至早就登堂入室，是中医里的一味名贵药材了，更被传为可"长生不老"的神奇物质，当然不是真的有那么神奇。

不过，现在的科学家们的确发现，胎盘素内含有多种人类生命中必需的营养物质，并能有效刺激人体细胞活性，推迟细胞衰老。

（4）维生素A

作为最早被发现的一种维生素，它最初是用来治疗夜盲症的。后来人们才慢慢发现，它还能保护皮肤、抗衰、去皱、淡斑、预防皮肤癌……当然了，对于乳房皮肤，也同样适用。

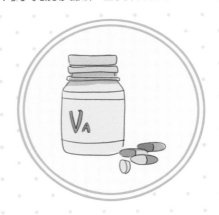

（5）神经酰胺

这是近年来才被开发出来的最新一代保湿剂，作为一种水溶性脂质物质，它因为长得和构成皮肤角质层的物质很像，所以也变得很受皮肤欢迎，能轻易和角质层中的水分结合，从而有效为肌肤锁水。

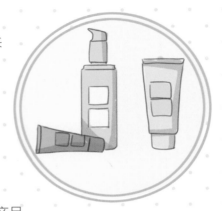

含有神经酰胺的外用膏类产品，还能有效预防过敏性皮肤病，并抑制黑色素褐斑的形成。想来你也不希望自己的胸前被各种斑点霸占。它能柔化肌肤，刺激表皮循环，预防干燥和皱纹。如果你在怀孕或者哺乳期，它还能帮助促进你可能出现的乳头裂口的愈合。

（6）蜂蜜

听起来出乎意料吗？但蜂蜜也是娇嫩肌肤的好盟友呢！

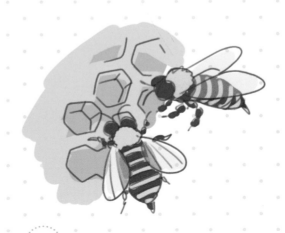

2.乳房日常护理的美丽计划

Step1 去角质

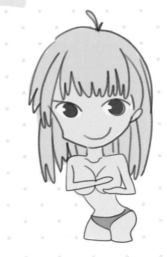

去角质嘛，也就是我们俗称的"去死皮"。死皮是什么？就是你代谢死亡掉的表皮细胞，这些细胞的尸体躺在你的胸口，光是听听就很难受吧，所以赶紧把它们去掉，你会发现你的乳房肌肤变得娇嫩许多。

Step2 保湿

当然了，去完角质不保湿，难道你想让胸前的肌肤变得敏感容易受伤害么？

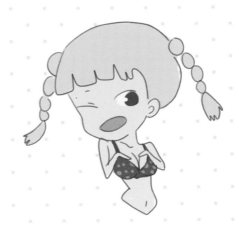

Step3 ▶ 胸膜

比保湿更进一步的滋养自然是胸膜，基本上，它算是去角质后最理想的补足品，让你清洁、平衡、补水、紧致以及恢复肌肤光泽的多重目的，一步达成。

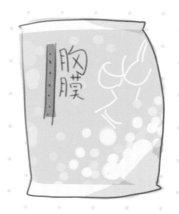

Step4 ▶ 抗皱

如果在减肥又不想乳房"缩水"起皱的话，抗皱产品是必不可少的，比如可可油，它就具有很强的润肤保湿的作用，能让你和你的乳房，都老得更慢一些。

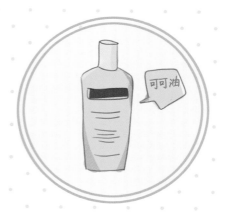

可可油

Step5 ▶ 防晒

即使只是少量的阳光，如果不做防晒，也会让你的肌肤受到伤害。调查显示，直接和阳光做亲密接触的肌肤，75%都会出现早衰的表现。

所以，即使你想要把自己晒成古铜色，也请涂上防晒霜以后再去晒吧，否则你只会变得又老又丑。

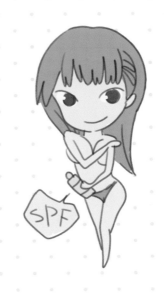

Step6 ▶ 彩妆

做好了基础保养和防护，当然就可以开始像给面部化妆一样来给乳房上妆啦。

遮瑕膏用来掩盖皮肤小瑕疵，粉底用来均衡皮肤色调，定妆粉用来避免晕妆，一切就绪，就算马上穿上低胸晚礼服赴宴，也可以信心满满。

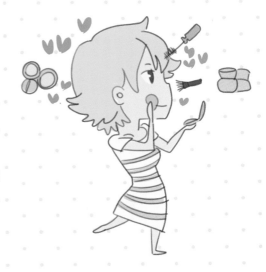

第七节

更专业和需要花更多钱的

科技真是日新月异啊，你知道没有手机会没有安全感，没有电脑会没法好好工作，没有wifi会……

所以，如果没有专业用来丰乳的工具，感觉人生也会失去不少乐趣呢。

1. 电刺激法

别紧张，不是要用高压电把你电晕，然后在你失去知觉后往你身体里塞海绵。电刺激其实是手工按摩和电子刺激的结合，接受这种疗法，配合自己平时的运动，就能让松弛的乳房重新紧致，还能锻炼胸肌（当然不是把你锻炼成体操运动员）。

2. 激光疗法

激光嘛，我们都不陌生，医学上拿它来给我们治疗近视已经是众所周知了。其实它也可以让乳房变得更坚挺，因为它能改善循环、调节电解质平衡、刺激胶原蛋白和弹力素的形成，如果足够有耐心和毅力，每年都去做个一两次，它的效果还是"杠杠的"。

3. 电离子导入

就像激光能帮助保养品更好地被皮肤吸收一样，电离子（平稳持续的电流）也同样能让毛细血管愉快地"张开嘴"，"吃掉"更多有紧致滋补功效的美容产品。

*男性更爱大"胸器"吗？

对于女性的乳房，男性的审美总是"大大益善"吗？不，请不要把他们看得那么肤浅！如果是那样的话，那他们应该去喜欢雌鲸，毕竟它们是哺乳动物中乳房最大的了。

显然，正常性取向的男性并没有这么做，当然也不排除种族差异的问题。不过科学家还是发现，即使同样是女性，男性也不是非大不爱。

尽管面对一个裸体女性的时候，多达47.2%的男性首先会把目光聚焦在她们的乳房上，看脸的只占可怜的5.6%；但如果再把普通大小的乳房扩大20%，男性们对它的兴趣并未见有所增加。

反而是修改了腰围/臀围比的裸体图，让他们的关注度发生了明显变化，这大概是因为一个良好的腰围/臀围比是反映女性身体健康程度以及生育能力的一项指标。而男性选择女性，说到底还是脱不开动物本性——以繁衍后代为最高宗旨。

是的，尽管他们并不人人都是天才数学家，但与生俱来的择偶敏感性能让他们一眼就分辨出哪些女性更健康，更能生孩子。于是女性就该知道，想要吸引异性的话，光有丰乳肥臀可不够，还记得要有个小蛮腰哟！

PART 7

保护你的乳房

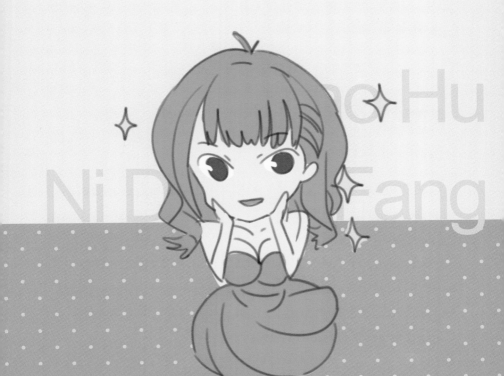

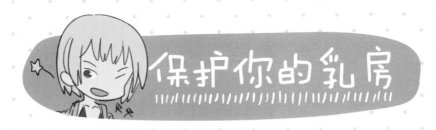

保护你的乳房

乳房可以让你变得曲线玲珑，乳房可以让你拥有各种各样的胸罩，乳房让你的青春期永生难忘，乳房让你的孩子能享用可口乳汁，乳房甚至让你自带"大姨妈"预警器，提前做好准备……乳房待你这么好，你怎可辜负它！

第一节

乳房，自检有道

"大姨妈"来了又走了，习惯了掐指算着她在子宫里徘徊的时间，把她当宠妃一样嘘寒问暖，却常常把乳房遗忘在冷宫吗？别这样！

其实，"大姨妈"和乳房健康也是息息相关的呢，比如它来潮的第10天左右，就是我们自己检查乳房的最佳时间。此时我们可以最大限度地排除诸如组织水肿、生理性肥厚等虚假信号，发现那些对身体搞破坏的病理现象。

临床上，乳房可以以乳头
为中心分成5个部分。

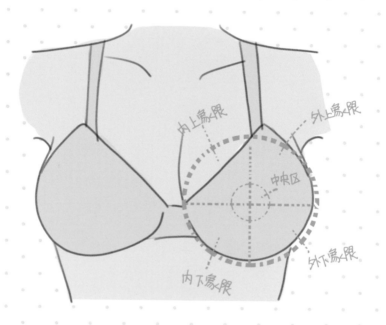

比如左侧乳房——
内上象限：类似钟盘9~12点的范围
外上象限：类似钟盘12~3点的范围
外下象限：类似钟盘3~6点的范围
内下象限：类似钟盘6~9点的范围
中央区：乳晕和乳头

那么，当你开始看并摸自己的乳房的时候——

Step1 **需要采用这样的姿势**

　　赤裸上身，肩膀放松，双手自然垂放在身体两侧，然后开始照镜子，全神贯注地看自己的胸。

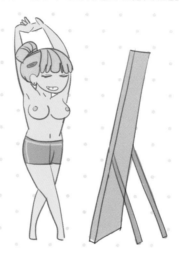

Step2 **需要按照这样的顺序**

　　内上→内下→外下→外上→乳晕→腋尾部（外上象限延伸到腋下的部位）。

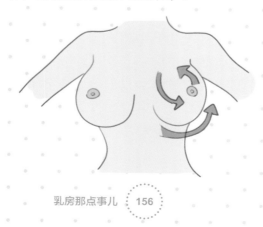

螺旋式

　　手指以螺旋形移动，始于腋下，移向锁骨，移至胸中部，直至乳头。

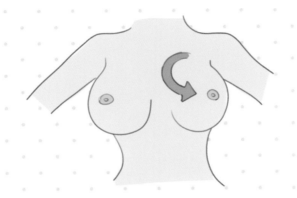

网格式

　　闭目冥想，想象乳房被分成几个小区域，然后采用各个击破的战略性思维，分别对每个区域进行螺旋形检查。

双手式

　　双手相对，左右夹击，夹住乳房，一边做圆形打圈运动，一边用手指感受皮肤可能的异常，不放过乳房的任何一寸皮肤。

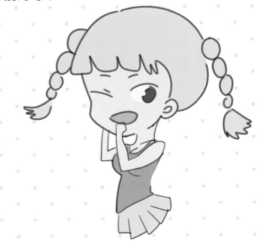

Tips 按摩手法

✔ 正确示范：

　　手掌平伸、四指并拢，用最敏感的食指、中指、无名指的末端指腹平压在乳腺上，用中指固定，其他两个手指头滑动触按，或者大面积揉按。

✘ 错误示范：

　　抓、捏！（这样会让你分不清自己摸到的是肿块还是正常腺体。）

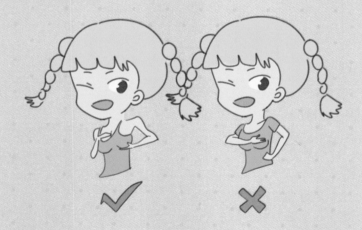

　　然后，如果在检查的过程中，发现哪里的形状、大小不对啊，有凹陷有破溃啊，有奇怪的液体或者血液溢出啊，疼痛或者任何不适……不要心存侥幸，也不要偷懒，诚恳地向老师或者领导请个假，去——医——院！

第二节

寂寞的乳房会增生？

每个月的那几天……之前，你是不是也有这样的感觉：乳房又胀又痛，乳头和周围皮肤变得又干又痒还掉皮屑，身体开始水肿，整个人都像被泡发起来了……诸如此类的经期前表现，让你开始变得烦躁不安，心中咒骂这可恶的"乳腺增生"。

等等，谁说这是乳腺增生了？没病的"乳腺"表示非常冤枉……

没错，事实上，单纯的乳房胀、痛可能只是你的身体在为那枚也许会有的受精卵做准备。

在"大姨妈"来之前，女性体内雌激素和孕激素水平的变化，同样会让你的身体囤积水分，并让你的乳房变得比平时大那么一些。

不过，除了经期前后乳房的周期性肿胀外，如果你不幸感受到一种疼痛指数更高的不适，导致穿上胸罩就像上刑一般，那就很可能，真的是得了乳腺增生了。

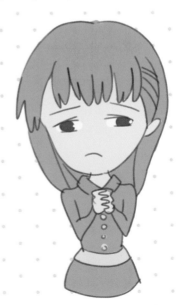

但是，它的增生却不是因为寂寞。它的原因，可比寂寞复杂得多，常常是由多种因素共同导致的。

比如环境、饮食、情绪之类的负面影响，再加上女性本身内分泌系统的抗压性不够坚强，就会出现雌激素分泌过多，或者孕激素分泌减少，又或者乳腺对雌激素过于敏感，让体内出现绝对或相对的高雌激素水平，于是乳腺本来正常的"增生－恢复"循环遭到破坏。反之，开始出现病态增生且恢复不良，就变成了乳腺增生。

大概算得上好消息的是——乳腺增生并不是乳腺癌的癌前病变，它们之间并没有必然的联系，所以不必太过惊慌。

得了乳腺增生怎么办？简单来说：多吃纤维少吃肉。复杂来说：可以吃点中药，比如逍遥丸、女金丹之类，有助疏肝理气，调和冲任和调节卵巢功能等。也可以吃点西药，比如维生素E、B族维生素，帮助调节人体内分泌。实在不行，还有机械疗法——手术，比如乳房肿块切除术、乳房单纯切除术等。

另外，（在30岁之前）早早生个孩子，也是不错的选择。

如果你连人生的另一半都不知道是谁，却又在体检的时候得知自己有了……乳腺增生，生孩子这个办法对你来说可能有点"哪壶不开提哪壶"的意味，寂寞的你此时可能气得要扔了这本书。别，千万别，你需要静静，但别问我静静是谁。

这个时候一定不能着急，情绪过于激动、精神过于紧张都可能会让你的乳房更加的疼痛，毕竟你的脑子和你的乳房是长在同一副身躯上的。

那么，有些人还会担心，乳腺增生会不会导致乳腺癌呢？嗯……其实乳腺增生也有很多种呀，只要注意乳腺的变化，定期检查，并听医生的话，不需要过分担忧。因为乳腺增生的发病率实在是太高了，比如同一个办公室的女性可能在年度体检的时候都被检查出乳腺增生，但是医生却和你说，"不用太担心，没什么大问题"。而且，乳腺增生属于一种慢性病，有的乳腺增生只需复查，不需服药，有的则需要治疗，以防止恶化导致乳腺癌。

不过，如果你还年轻，觉得得个乳腺增生也没什么大不了的，那你就真的太年轻了！因为年轻，所以放肆。因为年轻，觉得熬夜加班、煲剧、煲电话粥之类的事情没什么影响；因为年轻，为了爱美，常常服用或者使用一些含有激素的药品或化妆品；因为年轻，所以"有了"就去流产……你喜欢的这些种种，你的乳房却并不喜欢。也许有一天，乳房的小宇宙爆发，你就后悔莫及了。年轻是资本，也是基础，打好健康的基础，比什么都重要。

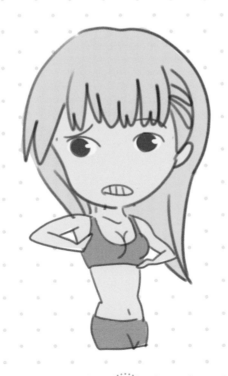

第三节

别让你的乳头陷下去

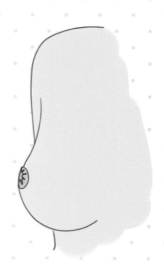

话说，如果你"见多识广"的话，一定知道有时人们喜欢用"凸起的樱桃"来形容乳头的可爱。可见，发育正常，小巧却挺拔的乳头还是受到多数人喜爱的。

不过，世事难料，总有些意外会让乳头性情大变，不走寻常路，比如恼人地内陷下去。

1. 乳头内陷的原因

原因有很多种，比如：

（1）衣着过紧

特别是青春发育期的时候，如果因为害怕引人注目而用内衣把胸部勒得很紧，很可能以后你的胸部就真的不再引人注目，甚至出现乳头内陷。

（2）胸罩使用不当

即使不是在青春期，胸罩过小、过紧或者使用得太早，也会引起乳头内陷。

（3）遗传

如果妈妈或者姥姥有乳头内陷的病史，身为子女的你发生同样状况的概率要比其他人更高。

2. 乳头内陷的危害

首先是显而易见的——不好看！大多数人，甚至好多哺乳动物的乳头都是突出的，唯独你是内陷的，这就是在挑战人们的惯性思维，挑战失败也在意料之中。

其次，还是那句话，如果你"见多识广"的话，一定知道在情欲描写中，乳头的"性感"有多重要，一旦它垂头丧气地内陷下去，就根本无法感受到有效的性刺激，提不起"性趣"的你，如何拯救一个没有了情趣的他呢。

最后，其实是最和健康息息相关的，当你有了宝宝之后，为了哺乳将不得不借助外力强行牵拉出乳头，这样很容易让脆弱的乳头受伤、破裂和出血，严重的可引起乳头乃至整个乳房的感染，导致乳腺炎。

那么，问题来了：乳头内陷后，应该怎么办？

所谓对症下药，不同的病因有不同的疗法。诸如炎症、外伤、肿瘤等引起的继发性乳头内陷，去除病因是最关键的。如果是遗传导致的原发性乳头内陷，有这样几种保守疗法可以尝试。

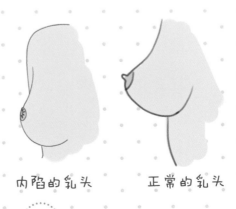

内陷的乳头　　　　正常的乳头

3. 原发性乳头内陷的保守疗法

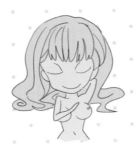

A 平卧，举臂，检查乳房上方。

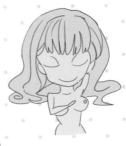

B 平卧，举臂，检查乳房内侧。

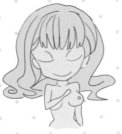

C 手臂放下，检查乳房上方。

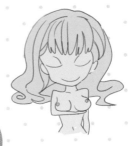

D 手臂放下，检查乳房外下方。

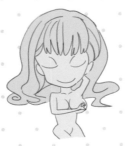

E 挤捏乳头及乳晕，检查有无溢液。

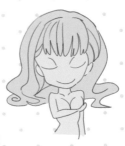

F 手臂放下，检查乳房外侧及同侧腋下。

4. 缓解乳头内陷的其他方法

（1）乳头伸展练习

两个拇指平行放在乳头两侧，然后慢慢地由乳头向两侧外方平行伸展，牵拉乳晕及皮下组织，使乳头向外突出。这个动作要反复多做几次，最后，将两个拇指分别放在乳头上下侧，由乳头两侧纵行伸展。每天做2次，每次做5分钟。

（2）手法牵拉

少女时期是乳房发育的重要时期，也是纠正乳头内陷的重要时期。经常牵拉乳头，可以使双乳突出、周围皮肤支撑力增大，起到"定型"作用。每日数次。时间长了，乳头自然逐渐向外凸起。如果拉不出，可先将乳房近乳头处的皮肤向外推一推。

（3）乳头牵拉练习

用一只手托起乳房，用另外一只手的拇指、中指和食指抓住乳头向外牵拉，每天做2次，每次做10次左右。

（4）吸引疗法

妊娠后，每日应用吸奶器吸引乳头数次，利用其负压促使乳头膨出。

（5）注射器抽吸

10毫升塑料注射器1个，将注射器前端的外壳剪掉，拔出针芯，倒转注射器，将注射器的外壳后端开口处对准内陷的乳头，再将针芯从注射器前端剪开处插入，轻轻抽吸，利用注射器的负压将内陷的乳头吸出，并固定5~6分钟，每天1~2次，坚持1~2个月。

最后，对于反复牵拉吸引纠正无效的顽固内陷，还有一个机械方法——没错就是手术。进行乳头内陷整复手术，让垂头丧气的乳头重新抬头。

当心，乳腺也会发炎

就像前面提到的那样，乳头受伤引起乳房急性化脓性感染，就是乳腺炎了。除了破损出血，乳头皲裂、乳房受压、乳汁淤积……都是乳腺炎的诱因。中医讲乳腺炎属于"乳痈"范畴，认为这事儿和给孩子喂奶有关，的确，95%的乳腺炎都发生在哺乳期。

和所有炎症一样，红、肿、热、痛也是乳腺炎的四大表现，就是皮肤红肿、表皮发热、乳房搏动性疼痛。和大部分炎症一样，它也是由细菌感染引起的。

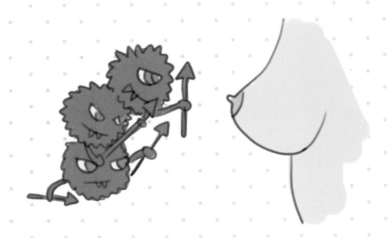

其中的生力军是金黄色葡萄球菌，它们就像小虫子一样，从皮肤的破损处钻进体内，然后在里面繁衍生息，坐享其成，却带给你各种各样的痛苦。

为了不让这些细菌的流氓行径得逞，我们必须将疾病扼杀在摇篮里，不给它们出现和喘息的机会。对此，医学家们总结经验教训，提供如下预防措施。

青春期

发育，在青春期是如此迅猛的事，什么事情变化得太快，就容易乱中出错，乳房也是如此。雌激素让乳腺管增生、乳房丰满、乳头增大的同时，也带来了出现细菌性炎症的风险。选择大小合适的胸罩，以让乳房舒服为最高宗旨。

妊娠期

前4个月里，因为乳晕有皮脂分泌，所以要做好清洁工作，不要让乳头成为细菌温暖的港湾，不必用肥皂大洗特洗（那反而可能导致乳头干燥皲裂），只需常用温热水擦洗即可。

4个月以后，对于有乳头凹陷的女性，可以在温水清洁后，对乳头进行轻柔按摩提拉，或者使用75%酒精擦洗乳头。

哺乳期

身为乳腺炎的高发期，哺乳期值得每个新妈妈提高警惕，做好乳头清洁工作，避免迎风喂奶……另外，每次喂乳都要将乳汁吸空，不要让乳汁淤积。

宝宝的口腔清洁也很重要，有炎症要及时治疗，也不要让他们含着乳头睡觉哦；如果炎症严重，就不要喂奶了，不过记得使用吸奶工具将乳汁吸出。一旦发现有乳头破损，不要心存侥幸，及时就医、及时治疗才是王道。

乳腺癌，惹不起躲得起

好莱坞著名影星安吉丽娜·朱莉为了躲避乳腺癌的"追杀"，鼓起勇气选择早早把她漂亮的乳房切掉，理由是她的母亲、祖母和曾祖母都是因为患上乳腺癌而离开人世的。医生告诉她，她得这种病的概率高达87%，不过切掉乳房以后，这种概率就降低到只有5%了。

听起来遗传因素在乳腺癌的患病率中作用甚大？但事实上，生活方式的健康与否，对于你是否生病的决定作用更大。

1. 怀孕与乳腺癌

如果你不像安吉丽娜那样，对自家乳腺癌病史了如指掌，那么，与其费尽心思查族谱，或者做价格不菲的基因筛查，不如从现在开始改变生活习惯，来一场自然的养生，比如生孩子。

研究表明：女性生育次数越多，哺乳时间越长，就越不容易患乳腺癌。

假设1个女性每2年生1个孩子，一辈子生5个孩子，而且每个孩子都用母乳喂养，那么这个女性乳腺癌的发病率将下降50%或者更多。

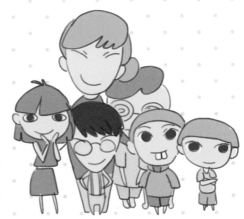

因为每次怀孕时，体内增加的孕激素都是保护女性健康的好东西，每生一个孩子，女性会获得更强的抗病能力，这种能力获得越早，就越能有效预防乳腺癌。

不过有时候，孩子不是你想生就能生的，或者干脆就是根本不想生，那么，办法也还是有的。

如果透过现象看本质，就会发现生孩子之所以能帮助预防乳腺癌，在于此过程中雌激素的减少，孕激素的增加，所以万变不离其宗，我们只要控制好雌激素的水平就可以了。

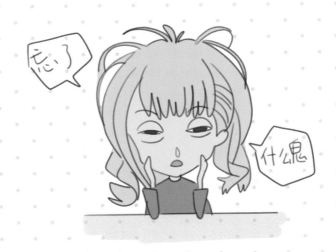

比如不熬夜：

熬夜真的是个坏习惯，它不仅会带给你黑眼圈和糙皮肤，还会抑制人体褪黑素的分泌，而褪黑素少了，雌激素就会变多，所以你懂的。

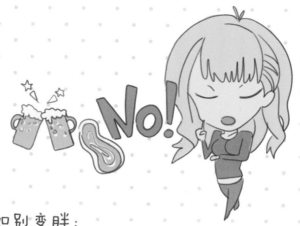

再比如别变胖：

　　脂肪堆积除了让你身材走样，行动迟缓，无颜见人，更会刺激雌激素的分泌。想要控制它的水平，就要多吃鱼，少吃肉，多吃蔬果，少喝酒。

2. 抗癌食物大推荐

抗癌食物	举个例子
蔬菜	红色蔬菜：西红柿 绿色蔬菜：花椰菜、紫甘蓝、圆白菜
豆类食品	豆腐、豆豉
谷类食物	大米、面、燕麦、大麦
鱼类	沙丁鱼、金枪鱼、鲭鱼
油	橄榄油、葵花子油、豆油

中国传统医药（TCM）中说，癌症是组织的变异生长，是由气（生命的重要能量，会在体内以实体的形式显现出来）、血、黏性物质或流体物质在体内的停滞造成的，它是身体的一种毒素。

所以吃一些具有净化功能的食物能起到抗癌作用。

3. 中药与癌症

中药抗癌推荐食用	香菇、海藻、甜菜、绿豆、甘草、坚果、荔枝、桑葚、芦笋、牛蒡、南瓜、无花果、番木瓜、胡萝卜、珍珠、大麦、蒲公英种子
中药抗癌避免食用	咖啡、肉桂、茴芹、辣椒、雏鸡肉、乳制品、油炸食物、发霉食物

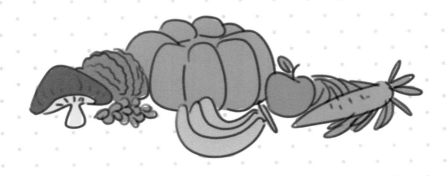

除了饮食和中药，一些可食用的营养品也可以成为抗癌小斗士。

4.抗癌营养品

品种	作用
锗	有助于氧气在组织内运输
维生素B$_{15}$	有助于增加血液对氧气的吸收能力，并有助于健康细胞的生长。杏仁核中富含这种维生素
蜂胶	来自蜂蜜，能灭菌、消炎、增强免疫力
阿拉伯半乳聚糖	可以调节肠道，还能提高身体免疫力
辅酶Q10	能预防自由基引起的氧化损伤，让身体细胞产生能量，预防心血管疾病并延缓和推迟衰老的进程
巴赫花精	有助于调节人们对痛苦的态度，让人更加平静沉着，让人的态度更加积极
肠道细菌化合物	调节肠道，保持免疫系统的能力，还能促进营养物质的吸收

5.乳腺癌的危险因素

大于35岁的女性	城市女性居民
不孕的老年女性	有乳腺癌家族病史
第一次怀孕完成前堕过胎的女性	良性乳腺疾病
30岁以后才第一次怀孕和分娩	肥胖症
过早的月经初潮（12岁之前）	糖尿病
过迟的更年期（52岁之后）	喝酒
动物蛋白食用过多	过多摄入咖啡因

如果以上危险因素中你多处"中枪"，就更要提高警惕啦。除了自我检查，定期去医院专科体检更为重要和可靠。

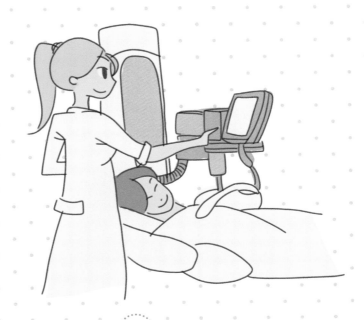

6. 真假"乳腺癌"

尽管乳腺癌是挺可怕的东西，但是秉承"绝不放过一个坏人，绝不冤枉一个好人"的信念，我们也不能冤枉了那些不是乳腺癌的病变。

比如乳腺纤维瘤和乳腺癌，它们的区别是这样的

	乳腺纤维瘤	乳腺癌
发病年龄	好发于年轻女性	一般在40岁以上
肿块形状	呈圆形或卵圆形	呈圆形、卵圆形，也可呈不规则形
肿块手感	质地韧实，表面光滑，边界清楚，活动度大	质地坚硬如石，肿块表面欠光滑，活动度差，容易与皮肤及周围组织发生粘连
肿块生长速度	生长缓慢，一般以1~3厘米大者较常见，超过5厘米者少见	可迅速生长，可呈无限制的生长而长至很大
同侧腋窝淋巴结	无肿大	常有肿大
B超检查	边界清楚、有包膜	边界不清、无包膜

至于他们的相同点，就是肿块压下去都不会让人感觉到疼痛……

再比如乳腺增生和乳腺癌，它们的区别是这样的

	乳腺增生	乳腺癌
发病年龄	好发于青中年女性	一般在40岁以上
肿块手感	一般较软或中等硬度，可活动，与皮肤粘连	肿块硬，有的坚硬如石，活动度差，易与皮肤及周围组织粘连
肿块形状	可为结节状、片块状或颗粒状	呈圆形、卵圆形，也可呈不规则形
肿块生长速度	生长缓慢	可迅速生长，可呈无限制的生长而长至很大
肿块大小与月经周期及情绪	大小性状常随月经周期及情绪变化而发展	肿块与月经周期及情绪无关

他们的相同点就是，嗯，都能见到乳房肿块。

如果真的非常不幸，被"癌症君"盯上了，其实也还是有方法治疗的。从干涉不那么有毁灭性的肿瘤、立即修复重建，到更严重的要切除整个乳房的手术，并同步进行放疗和化疗，基本的原则就是只根除必须根除的部分，尽量留出其他好的部分以重建乳房。因此，也能最大限度保证身为女性的美。

图书在版编目（CIP）数据

乳房那点事儿 / 歌小言著. -- 南京 : 江苏凤凰科
学技术出版社, 2015.11
ISBN 978-7-5537-5478-9

Ⅰ.①乳… Ⅱ.①歌… Ⅲ.①乳房 – 保健 – 基本知识
Ⅳ.①R655.8

中国版本图书馆CIP数据核字(2015)第230945号

乳房那点事儿

著　　　者	歌小言	
策　　　划	祝　萍	曹亚萍
责 任 编 辑	樊　明	倪　敏
责 任 校 对	郝慧华	
责 任 监 制	曹叶平	周雅婷

出 版 发 行	凤凰出版传媒股份有限公司
	江苏凤凰科学技术出版社
出版社地址	南京市湖南路1号A楼，邮编：210009
出版社网址	http://www.pspress.cn
经　　　销	凤凰出版传媒股份有限公司
印　　　刷	深圳市威利彩印刷包装有限公司

开　　　本	890 mm×1240 mm　1/32
印　　　张	5.5
字　　　数	50 千字
版　　　次	2015 年 11 月第 1 版
印　　　次	2015 年 11 月第 1 次印刷
标 准 书 号	ISBN 978-7-5537-5478-9
定　　　价	32.00 元